歯医者が書いた

歯医者に行かなくてすむ本

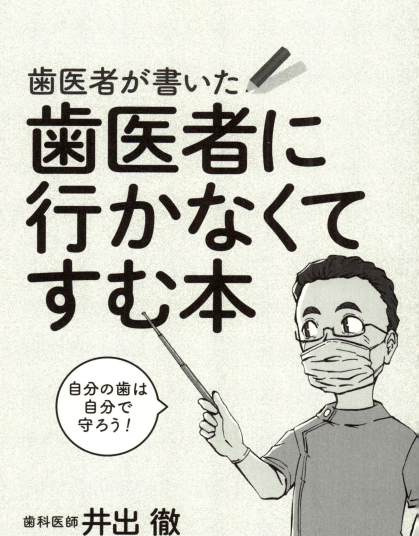

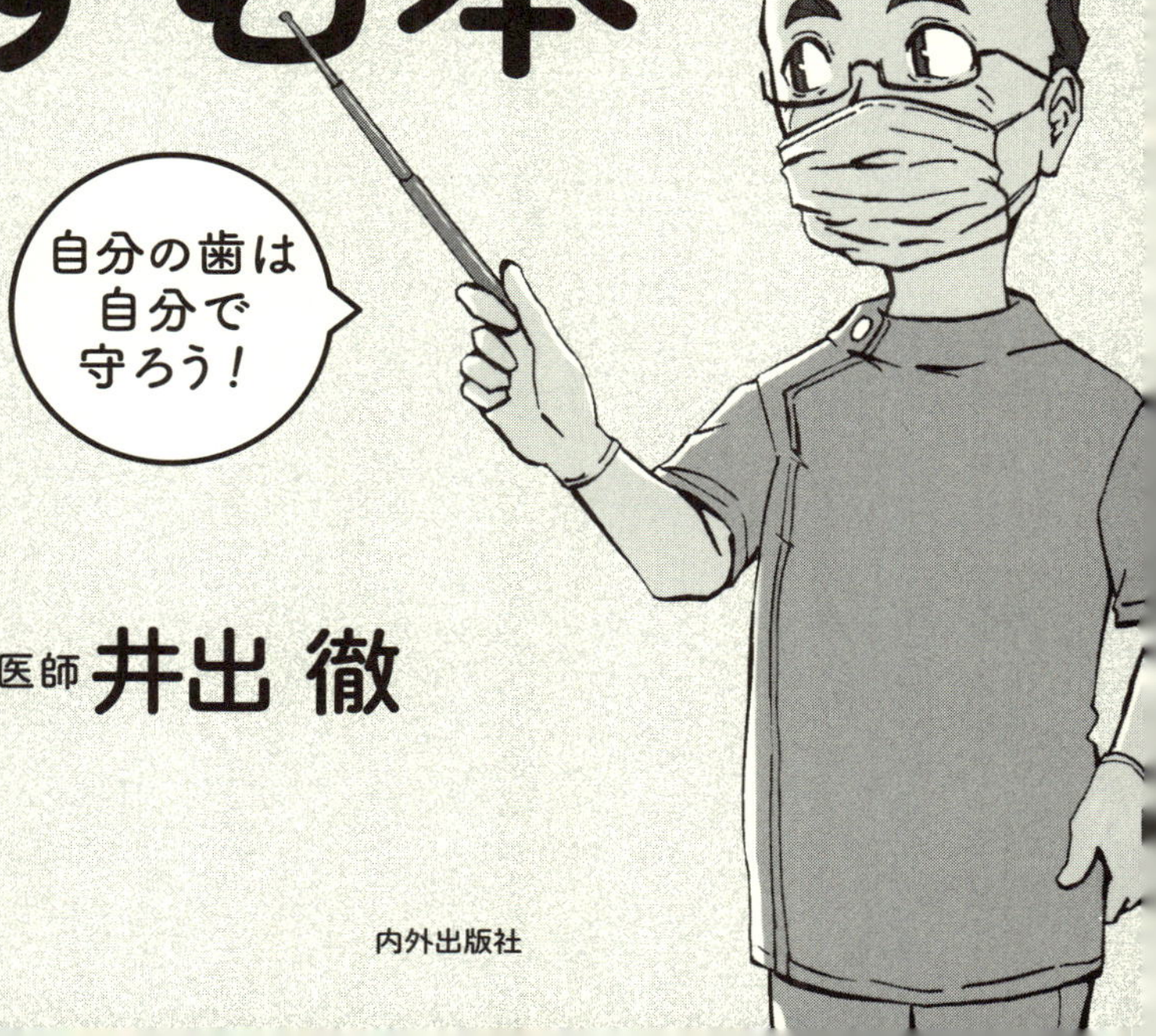

歯科医師 井出 徹

内外出版社

はじめに

歯がよくなると毎日、元気で明るくなれる

「毎日、一生懸命に歯磨きをしているのに、どうして虫歯になるのだろう」
「『腕がいい』と評判の歯医者を探しては治療してもらっているのに、アゴがカクカクするのが治らないのはなぜ?」

今、この本を手にしてくださった多くの方々は、おそらく何らかの歯やアゴのトラブルに悩まされ、このような疑問を持っているのではないでしょうか。

実は歯のトラブルの原因の3割は、歯磨きなどの口腔ケアの不備による虫歯や歯周病など、細菌による炎症の問題ですが、残りの7割はかみしめや食いしばりなど、「力の問題」によるものです。かみしめることで歯や歯肉、アゴの骨に過大な負担をかけ続けることにより、こうしたさまざまな歯のトラブルが生じてきます。

かみしめの弊害は、すでに20年ほど前から言われており、歯科の教科書としても、すでに数十冊も出版されています。

私は歯医者にかからなければならない人の全てに、このかみしめの問題があると思って

いますが、患者さんどころか歯医者の多くにも、歯のトラブルの原因がかみしめにあることが、知識として広まっていません。

では、かみしめはなぜ起こるのか。それは姿勢の悪さからくる体やアゴの骨のゆがみや、ストレスなどの精神的なものによります。姿勢の悪さは、家に例えると土台の部分が傾いた状態であると言えるでしょう。

しかし、歯医者の多くが勉強不足のため、かみしめの歯への弊害を知らないので、傾いた土台のまま、そこに建っている家、つまり歯だけを治そうとします。

その結果、かみしめの癖のある人は、どんなにきれいに歯を磨いても、虫歯になったり、かみ合わせがうまくいかずに、アゴの不具合を訴えるようになるのです。

現在、歯医者の数は増えすぎ、歯科医院はコンビニの数よりも多くなっています。一方で、若者や子どもたちの虫歯が減ってきて、患者さんの数は減っています。

そこで一人の患者さんから多くの利益を追求するために、過剰な検査や、時には虫歯ではないところを削ったり、歯や歯の神経を抜こうとする歯医者もゼロではありません。

このような現在の歯科医療の中で、ご自分の歯を守るのは患者さんご自身です。歯も大切な体の一部です。医科を受診する場合と同じように、歯科を受診してください。

この本には私が20年以上にわたりかみしめに注目し、独自に研究してきた、かみしめを考慮した歯科治療の知識を、惜しみなく提供してあります。

さらに賢い患者となって、ご自分の歯を守る方法や、かみしめの原因となっている姿勢の悪さを矯正するための、自宅でできるエクササイズも紹介しています。

長年、歯のトラブルに悩まされ、しかも歯医者不信となって、私のところに訪れた患者さんが、かみしめを解消したことで歯がよくなり、それに伴い表情がとても明るくなってきた様子を、私は目の当りにしてきました。

この本が、歯のトラブルに悩まされている方々にとって、「毎日、元気に明るくなれる」ための一冊となることを願っています。

２０１５年６月

井出 徹

目次

歯医者が書いた歯医者に行かなくてすむ本

第3章　不快症状を根本から治す私の歯科治療

「触診」のポイントはここだ！

第4章 「かみしめ」を治す1日3分セルフケア

誰でも、どこでも、今すぐできる

カバー・本文デザイン
松田 満(RAWSUPPLY)

イラスト
伊佐土サト

編集協力
駿企画

第1章

あなたの痛み、しみる、アゴがカクカク……はなぜ、起こるのか

歯のトラブルは「かみしめ」が原因だった！

1 20年間に12件の歯医者を渡り歩いたある患者さんの悲劇

その始まりはこうして起こった！

今、この本を手にしていらっしゃる方の多くは、あるいはご家族のどなたかが、長年、歯のトラブルに苦労してきているのではないでしょうか。

毎日、しっかり歯を磨いているのに虫歯になる。歯医者の定期検診にはまじめに通い、歯ブラシ指導も受けて、その通りに磨いているのに、なかなか歯周病が治らない。歯にかぶせたものや詰めたものが、どういうわけかよく外れる。アゴがカクカク鳴って、しかも時々痛む。お金をかけてインプラントにしたのに、なぜかしっくりこない……。

このような苦労から何とか解放されたいと思い、いろいろな歯医者に通ってはみるものの、一向に良くならない人たちが、私のクリニックには多く訪れます。

そうした患者さんたちの話を聞いていると、現代の歯科医の問題と、患者さんたちの問題が見えてきます。

こうした問題についてお話しする前に、20年間にわたり、ご自分の歯の症状と歯医者に苦労された、ある患者さんの事例を紹介しましょう。

現在、フリーのウェブデザイナーとして、主に自宅で仕事をしているAさん（男性、49歳）の悲劇の始まりは、25歳の時でした。

歯が痛み出したAさんは、自宅近くの歯科医院を受診し、そこでどのような説明をされたのかはわかりませんが、おそらく「虫歯になっている」と言われ、上の左奥歯を2本とその下の奥歯3本の合計5本も一度に削られ、クラウン型の補綴《ほてつ》を入れたのだそうです。クラウンというのは、歯全体を覆うかぶせものです。

その治療により、左奥歯が5ミリから8ミリぐらい開いた状態となったそうですが、その歯医者からは「じきに治るから」と言われ、治療は終了となりました。

ところがその後、時々、アゴが外れるようになり、またアゴのあたりに「パキパキ」や「シャリシャリ」という音がし、1週間ほどすると、それまで開いていた左側が突然閉じたということです。それでAさんは、このようなアゴや口の中の違和感をその歯医者に訴えたものの、取り合ってもらえなかったと言います。

Aさんはその後も、アゴが「カクカク」と鳴ったり、左の首や肩が凝り、左肩が上がり気味になる、言葉が思うように出てこない、胸の真ん中が痛む、などの症状に悩まされるようになったそうです。

「こうした症状は、全て歯からきている」と考えたAさんは、それから私のクリニックに来るまでの約20年間、実に12件もの歯医者を転々と受診し、私のクリニックに来た時は45歳になっていました。そして当院でもすでに4年間、治療が続いています。

私のところまでに来る経過の中で、Aさんは「かみ合わせが悪い」と言われては、「かみ合わせの調整」と称して何度も歯を削られたり、ご自分で「この歯の不具合を治すには矯正をしたほうがいい」と考えて、矯正治療を受けたこともありました。

またある歯医者では「マウスピース」を勧められ、大金をはたいてその歯医者が提唱する独自のマウスピースを作って使用したものの、効果はなかったそうです。さらに、プラスチック片で詰めた仮歯を金歯に変えたり、「Oリング」を取り入れた歯医者の治療も受けました。中でも大学病院の口腔外科では、「こうした諸症状は歯に原因があるのではなく、精神的なものである」と診断されたとのこと。

Aさんのこれまでの経緯

25歳頃 T市のA歯科

主訴 左奥歯上2本、下3本を虫歯と言って削り、クラウン型の補綴を入れたその場で左奥歯が開口状態（5ミリ〜8ミリぐらい）となったが、じきに治ると言われたその後、アゴが外れることがしばしば、バキバキ、シャリシャリ音に悩まされた。1週間ほどするとカクンと音がして開口だった左側が閉じた。
違和感が取れず、歯医者に話したが取り合ってくれなかった。

症状 肩がカクカク音がするようになり、ひっかかりがある。両側特に左首、肩こりがひどくなる。左肩が上がり気味になる。
頭の回転がにぶくなる。言葉が出てこなくなる。
胸の真ん中に痛みがでる（整体師から背骨の歪みからきていると言われた）。

K市のB歯科・C歯科
数十回、他の歯医者にみてもらったが、むやみに歯を削られた。
月1回しか見てもらえず、診断も納得できなかった。

30歳頃 Y市のD歯科
Oリングを使った治療でかなりよくなった。
A歯科の治療したクラウンの根幹治療。

31歳〜34歳頃 E歯科クリニック
C歯科の途中で矯正した方がいいのかと思い立ち、治療の途中で矯正を始める。
右前の犬歯部分が、いくらかしゃくれていたものが良くなった程度。あまり効果はなかった。

O市のF歯科
整体と歯科を合わせた治療でプレートを入れた治療、効果なし。

G歯科
仮歯は動いてしまうという理由で、左右奥歯を金歯に替える。
自分の要望で高いと思う右前犬歯付近を削る。いくらかましになる。

38歳頃 H歯科
診断が、右のほうが低いと言われる。治療せず。

I歯科
金がいいというので、金の補綴根幹治療。高さの調整をOリングでするも改善せず。最初は左奥上下高い補綴を入れたとき、よい兆候になったがOリング調整により削り、再びもとの悪い状態になる。Oリング偽物。

42歳 ある大学病院
期待して行ったが、精神的なものという判断。

一度に5本の歯を削るなんて……

こうした長い経緯があり、口コミで「削らない歯医者が銀座にいる」ということを聞いたAさんが、私のクリニックを訪れたのは45歳の時でした。最初の歯科治療から実に20年間も、こうした症状に悩まされていたのです。

しかも、歯や口の中の不快な症状だけでなく、頭痛や肩こりなどの体の症状も何とかしたいという一心で、「あの歯医者は名医だ」という評判を聞いてはそこにかかり、「こんな素晴らしい方法がある」という宣伝文句を見つけては、自分でも試してみようと思いそこを受診する。Aさんにとっては、まさに「藁をもつかむ思い」で、「良い歯医者」と言われる歯医者を転々としてきたのだと思います。

しかし、いろいろな歯医者から歯をいじられた結果、症状が治まらないばかりか、ある時は症状がよりひどくなり、ある時は「精神科受診を」と勧められては、Aさんもたまったものではありません。私のクリニックに来たころのAさんは、歯医者に対する不信感の塊になっていました。

私には最初にAさんが診察室に入ってきた時点で、Aさんの問題が歯だけにあるのではないことは一目瞭然でした。なぜならAさんはいわゆる下のアゴが前にでている「受け口タイプ」です。受け口とはいかないまでも、「受け口気味」といったほうがいいかもしれません。

受け口のような骨格パターンの人は、遺伝的な要素も強いのですが、だいたいにして奥歯をかみしめてしまい、奥歯だけがかみ合っている状態なので、奥歯にトラブルが起きやすいのです。

しかもかろうじてかみ合っていた奥歯を、たとえ左側だけとはいえ、上下合わせて一度に5本も削り、そこにかぶせものをしたら、その時点で不具合が生じてしまうのは必然です。もし、かみ合わせがうまくいっている人なら、しかも1本だけ削ってかぶせるのであれば、他の歯が保持してくれるので、問題は生じなかったでしょう。

しかしAさんの場合は、奥歯しかかみ合っていない状態なのです。私ならたとえ5本全てに虫歯があったとしても、絶対に一度に歯を削るようなことはしません。1本の歯を削る場合でも、高さを保持する措置をしてから削り、補綴をします。

例えば三脚の脚の1本が壊れて、その脚を切ってしまわなければならない場合、三脚を立たせるためには、切った脚の部分に何かを付け足す、つまり保持するものが必要でしょう。Aさんの歯の状態は、まさに保持するものがない壊れた三脚と同じです。これではまともにものが噛めなくなってしまいます。

Aさんもさすがに治療直後に不具合を覚え、「奥歯が開いてしまった」と歯医者に訴えていますが、歯医者からは「じきに慣れる」と言われ、取り合ってもらえませんでした。

虫歯を削ってつめものをした場合、高さが合っていないと患者さんが感じても、歯医者は「そのうちに慣れますよ」と言うことがよくありますが、私は「慣れる」ということはないと思っています。患者さんは慣れるのではなく、「無理やり慣らされている」だけなのです。このことについては、後でもう少し詳しくお話しします。

負のスパイラルに落ち込んでいったAさん

Aさんの悲劇の始まりは、最初に5本も削ってかぶせものをした歯医者での治療でしたが、その後の歯医者の治療も、私から見ると見事に治療法が間違っていました。だからAさんのアゴの不具合をはじめとした体のさまざまな症状は、一向に消えることなく、20年間もその症状に悩まされることになったのです。

また最近では、かみしめや顎関節症《がくかんせつしょう》について、テレビや雑誌でも取り上げられているのに、多くの歯医者はそのことについて勉強しようともせず、あいかわらず患者さんが「歯が痛い」と訴えて来院すれば歯を削り、その穴を埋めることしか考えていないのが現状です。

Aさんは漠然と最初の歯医者の治療を受けていたわけではなく、一生懸命に良いと言われる歯医者を探し、いろいろな歯医者の治療を受けても治らなかったという悲劇は、このような歯医者の責任でもあるのです。

そして患者さんは、歯医者を変えても不勉強な歯医者にあたり、かみ合わせの調整（咬合調整）として安易に歯を削られてしまうと、症状が治まるどころか、場合によってはさらに症状が悪化し、それを治すには年単位の治療が必要になることを知っておいてほしいと思います。

もう一つの問題は、患者さんの側にもあります。Aさんのように、「歯医者でおかしくなったから、歯を治せばよくなる」と考えている人がほとんどです。しかし私たちの歯は、虫歯や歯周病以外でも痛むのです。

現にAさんの歯のレントゲン写真を撮っても、最初に削った5本にも、明らかな虫歯治療の痕跡は残っていませんでした。おそらく私は、Aさんの24年前の歯の痛みは、虫歯でも歯周病でもない原因で、歯が痛んだのだと思っています。

ではその痛みはどこからくるのか。それは、姿勢の悪さやストレスからくる「かみしめ」が直接の原因です。私は虫歯や歯周病も含めた歯のトラブルは、全てかみしめが原因であると考えています。この根本の原因を排除しなければ、どんなに歯を治療しても、また同じような症状が出てきてしまいます。このかみしめのことを、歯のトラブルで悩む多くの人だけでなく、現役の歯医者にも知ってほしくて、この本を書こうと思いました。

また、Aさんのように奥歯でしかかみ合っていないという、かみ合わせの悪い人は、どうしてもかみ合っている部分をかみしめてしまいます。そのかみしめていた部分をいきなり削られてしまうと、歯全体の力のバランスが崩れて、余計にかみ合わせが悪くなります。

そこで、かみ合わせが悪いと言っては、歯を削って治そうとする歯医者にかかれば、Aさんのように負のスパイラルに陥ってしまい、「あの歯医者では一向に良くならない」と、歯医者を転々と変えることになってしまうのです。

問題は歯だけにあるのではない

Aさんのように、口腔内のトラブルや体の諸症状が改善されず、自分の思うように治らないからと、次々と歯医者を変えていく患者さんたちのことを「歯科難民」と呼ぶことがあります。医科でいう「ドクターショッピング」です。「歯科難民」として歯医者をさ迷っているうちに、多くの患者さんの症状はますます複雑化し、悪化していきます。

このような患者さんの共通点は、いつも歯のことばかりが気になり、頭の中が歯のことでいっぱいになっていること。問題は歯にあるので、歯を治せばよくなると思っていることです。

私は最初にAさんが診察室に入ってきた時に全身を観察して、問題は首にあると判断しました。さらに、どこがかみ合っていないのか、どこでかみしめているのかも、触診をする前にだいたいわかりました。

しかしAさんのように長年「歯科難民」として生活してきて、「問題は歯にあるから、この歯を何とかしてくれ！」と思っている人に、私はいきなり「Aさんの場合は歯が問題ではないですよね。首が悪いですよ」とは言いません。まずはAさんの訴え（主訴：患者さんが一番強く訴える症状）をしっかり聞いて、最初の4、5年はAさんの言う通りに、「ここを削ってほしい」と言われれば、その歯を削っていました。とにかく自分の不具合を一番良く知っているのは、患者さん本人だからです。

しかもAさんは歯を削る道具を自分で購入し、かみ合わせで高い部分があると、自分でも歯を削っていたのです。そのため、ある時はAさんが自分で削り過ぎてしまったところを、私がプラスチック片で足すこともありました。こうしてAさんの言われるままに治療しながら、同時に整体に通い、凝りかたまった首や肩をほぐしてもらうことを勧めました。

その結果、私のところに来てから約5年、その間に整体も何件か変わったようですが、最近やっと首の状態が良くなってきて、アゴの関節の動きもよくなりました。そうしたら、これまでは「ここを削ってほしい」と削ることしか頭になかったAさんが、自分から「左奥歯が高いから、右奥歯を足してほしい」と言ってきたのです。つまり首の状態が良くなった結果、歯がどういう状態であればかみ合わせがよくなるのかに、自分で気がつくことができたのです。

これからがAさんの歯の治療のスタートと言えるでしょう。

2 歯のトラブルは「かみしめ」にあり

「良い歯医者とは、技術である」と思っていた頃

私が歯科大学を卒業して歯医者になった頃は、歯科医院はどこでも虫歯や歯周病の患者さんであふれていました。特に卒業後に就職した大手町の歯科クリニックは、「腕の良い歯医者」として評判だったので、他と比べて患者さんの数も多かったのです。

要するにとても繁盛している歯科クリニックで、私も治療用のチェアユニットに横たわる何人もの患者さんの虫歯を削っては詰めて、かぶせる。あるいは神経を取って根の治療をしてかぶせものをする、という治療を日夜繰り返していました。

歯を削る時は右手で歯科用ドリルを持っているので、右手の中指にはペンダコと同じようにタコができていたぐらいです。いかに多くの患者さんを治療し続けていたかが、おわかりいただけると思います。そのおかげで、通常の歯科の治療技術も、どんどん上達していきました。

もちろん、先進的な歯科の治療技術を学ぶために、勉強会にも熱心に出席し、勉強も怠りません。その結果、自他ともに「腕のいい歯医者」として認められ、自信もついてきました。

その後、独立して歯科クリニックを開業していましたが、ここでも虫歯と歯周病の治療に明け暮れていました。

しかし多くの患者さんを診ていく中で、せっかくしっかり治療し、「これで完璧だ」と思っていたかぶせものが外れてしまう患者さんがいたり、虫歯を治療したところがまた同じように虫歯になる、治療したところの歯の根が割れてしまう患者さんなどが、少なからずいたのです。腕、つまり治療技術に自信があっただけに、「これはいったい何がいけないのだろう」という思いが、頭から離れなくなってきました。

まずは顎関節症について勉強し直した私

また、「歯が痛い」という訴えで来院する患者さんの歯を診ても、虫歯ばかりでなく歯周病も見当たらない人がいます。そのほかにも、アゴを動かすときにカクカクと音がするという顎関節症の患者さん、歯がうまくかみ合わずに、食べる時にうまく咀嚼《そしゃく》できないと訴える患者さん、食事中に頬の肉や舌をかんでしまうという患者さんもいました。

さらに、虫歯予防の啓蒙活動のおかげで、熱心にブラッシングやプラーク（歯垢）コントロールをしているにもかかわらず、虫歯になったり、歯周病になってしまう患者さんもいたのです。

しかも、年々、「虫歯や歯周病が原因ではない痛み」を訴え、口の周りのさまざまな不快な症状を訴える患者さんが、増えてきているように感じていました。

そこでまずは顎関節症について、勉強し直すことから始めました。当時、今から20年ほど前、ちょうど日本に国際標準レベルの顎関節症の治療概念を伝えた「TMDを知る―最新顎関節症治療の実際」の翻訳本が初めて刊行され、それが大きな刺激となりました。

TMDはTemporo Mandibular Disordersの略で、日本語にすると「側頭下顎部障害《そくとうかがくぶしょうがい》」になります。

その後も、顎関節症に関する書籍や論文を読みあさり、自分なりに原因究明を続けていたのでした。

また、当時勉強していた顎関節症の本には、「かみしめ」が顎関節症を引き起こすと書いてあります。

かみしめが顎関節症を引き起こすのなら、その他の口の周りの症状も引き起こしているのではないかと思い、口のトラブルに悩む患者さんが、かみしめているかどうかを、独自に調べてみることにしました。

そこで私から患者さんに、かみしめに対する治療に協力してもらうようにお願いしてみました。

「この不快な症状を何とかしたい」と思っていた多くの患者さんも、私の申し出に快く協力してくれました。

当時のかみしめに対する治療とは、顎関節症の本にも書かれている「認知療法」です。

かみしめの認知療法とは、まず自分が「かみしめている」ことに気づくこと、自覚することです。

次に、例えば「かみしめるな」、あるいは「かみしめ」と書かれた紙を部屋の目に触れる場所に貼るなどして、常にかみしめへの警告をすることです。その紙を見た患者さんは、

適正な舌の位置

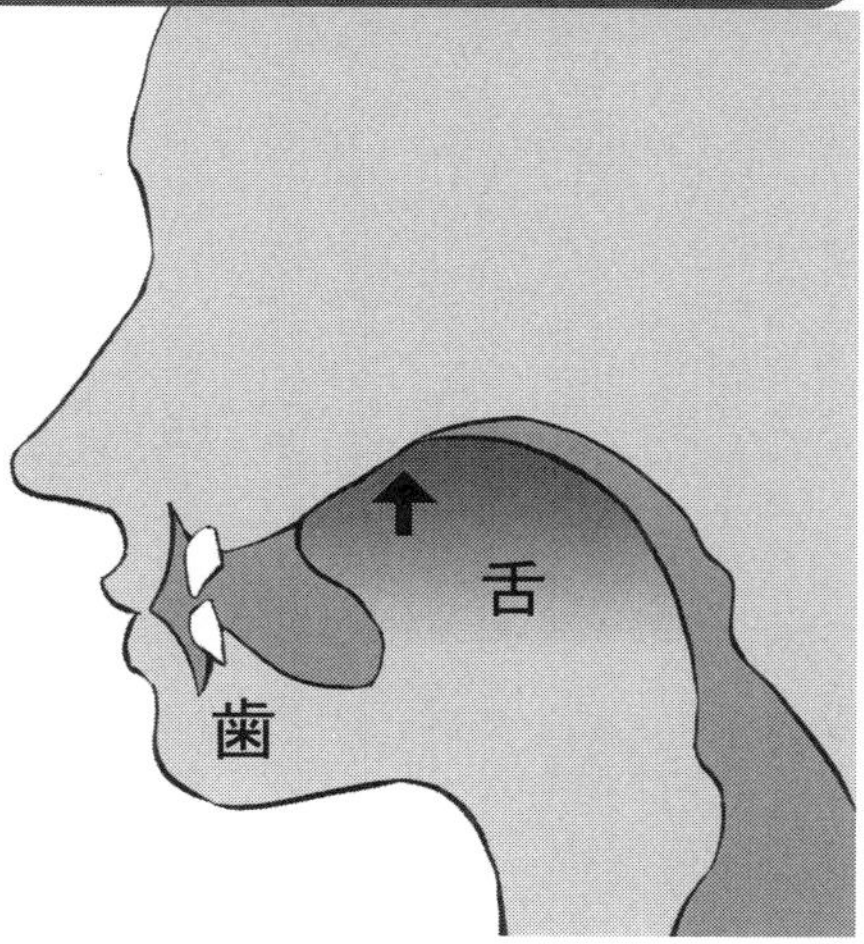

「あっ、かみしめないようにしよう」と、自ら努力するようになるというわけです。

また、これも顎関節症の本に書かれていたのですが、「舌を上アゴにくっつける」ように意識もしてもらいました。私たちの「かみしめていない」状態の口の中というのは、歯と歯が触れないように少し隙間があって、舌は上アゴについているのが普通の状態だからです。

これらのことを、口の周りのトラブルで悩む患者さんに実践してもらったところ、患者さんの多くは、明らかに症状が改善しました。そこで私は、やはり口の周りの不快な症状の原因は、かみしめにあるという確信を持つことができました。

ついに突き止めた真の原因

認知療法で全ての患者さんの口の周りの不快な症状が解決したのかというと、実はそうではありませんでした。もちろん中にはみごとに不快な症状がなくなり、日常生活が快適になったと喜ばれる患者さんが大半でしたが、しかしわずかですが、しばらく時間が経つと、再びかみしめてしまうようになり、症状が再発する患者さんもいたのです。

大半の患者さんが、認知療法でかみしめが改善するのだから「良し」とするのか、わずかでも症状に苦しむ患者さんを何とか救いたいと思うのか。私は、性格的に後者のタイプです。

しかし、認知療法でも治らない患者さんを、どのように治療すればいいのか、当時はその方法がわからずに悩んでいました。歯科の教科書にも医科の教科書にも、その答は書かれていません。

ただ、顎関節症に関する本やテキストには、心理的や社会的ストレスが背景にあると書かれてはいましたが、どうもそれだけではないような、もっと体そのものに原因があるのではないかと考えるようになっていました。

また、20年前に私が出合って刺激を受けたという顎関節症のテキストにも、顎関節症の原因が頸椎にあることが書かれていましたが、しかしそれをどのように治療したらいいのかは書かれていませんでした。

ちょうどその頃、ある患者さんが数年ぶりに私のクリニックを訪れました。仮にこの患者さんをBさんとしましょう。

Bさんは以前、私のところで虫歯でも歯周病でもない歯の痛みや、口の周りのさまざまな症状に苦しんでいて、その治療を受けていたのです。しかしBさんも、かみしめないように意識する認知療法では、口の周りの症状はなかなか改善せず、再発を繰り返していたのでした。そんな治療を繰り返しているうちに、Bさんは次第に私のところに来なくなってしまったのです。

ところがそのBさんが、「先生、首です。私の口の周りのトラブルは首に原因があったのです」と、わざわざ私のところに、かみしめが認知療法だけでは症状が改善しなかった原因を、教えに来てくれたのです。

私のところに通院しなくなったBさんは、その後も口の周りのトラブルに苦しんでいたために、その症状を何とか解消したいと、整形外科や整体、代替療法などにも通ってみたそうです。その中である整体師に、首の筋肉や関節などを調整してもらったところ、それまで苦しんでいた症状が、うそのように消えていったそうです。

その結果Bさんは、自分では何とかかみしめないように気をつけていても、どうしてもかみしめてしまう原因が、頸椎のゆがみにあると気づいたのだと言います。そして、自分と同じような症状に苦しんでいる、私のところに来ている患者さんにも役立つのではないかと、Bさんの気づきを伝えるために来たというのです。

確かに私もそれまでに、かみしめが認知療法だけでは改善しない患者さんがいること、そしてその原因が体のどこかにあり、それがもしかしたら整形外科的な領域、例えば関節などにあるのではないかと思い始めていたところでした。

Bさんのアドバイスを受けた私は、頭がい骨や首などの頭部の仕組み、全身の骨格や筋肉について、勉強し直しました。また、患者さんにも口やアゴの周りを触診させてもらうようにしました。

そして、口の周りの症状に悩む延べ2000人以上の患者さんを触診した結果、かみしめてしまう習慣が、全身の骨格などのバランスの崩れ、つまり「姿勢の悪さ」が原因であるという答えが見つかったのです。

全身の骨格は筋肉によってつながっていますが、どこかの関節がゆがむと、全身の体のバランスが崩れます。特に歯科的なトラブルが起こるのは、頸椎が大きく影響しているという確信を得ることができました。まさにBさんのおかげです。

姿勢の悪さも含めた、かみしめの原因については、後ほど詳しくお話しします。

3 「かみしめ」はさまざまな症状を引き起こす

かみしめが習慣となっている口の中

かみしめの習慣がない人の口の中は、あるいはリラックスしている時の私たちの口の中は、上下の歯が触れないように、歯同士は数ミリ離れた状態にあります。そして舌の位置は上アゴにぴったりとくっついているのです。これが人間の自然な口の中の状態です。歯と歯が接触するのは、食事などで物を噛んだり、飲み込む時だけです。そのため1日で上下の歯が接触している合計時間は、せいぜい20分程度だと言われています。

ところがかみしめの習慣のある人は、食事の時以外にも、上下の歯が接触しているのです。しかもただ歯と歯が軽く触れあっているのではなく、かみしめるために口全体にぐっと力が入っている状態です。

私たちは難しい課題に立ち向かう時や、何かの衝撃に耐える時には、ぐっと歯をくいしばることがあります。その時に歯には、200kgもの負荷がかかっていると言われています。かみしめの習慣のある人は、常時、歯に200kgもの力をかけているといえるでしょう。

このような強い力をかけ続けることで、歯だけでなく、口の周りにいろいろな影響をおよぼしてきます。そうした影響がもたらす、さまざまな症状を見ていきましょう。

かみしめによる弊害

①歯の接触面が摩耗し、変形する

私たちの歯の表面は、エナメル質という硬い材質で覆われています。

このエナメル質は金属製の物があたっても、簡単に傷がつかないほど硬いものです。しかし、かみしめにより常に硬いエナメル質を押し付けているので、次第に歯の接触面が削れて摩耗してきます。例えば前歯が摩耗して、短くなるなど、変形してしまう人もいます。

②歯の根元にひびが入る、割れる

歯の内部、つまりエナメル質の下には象牙質《ぞうげしつ》があり、歯肉の中にある歯の根元はセメント質で覆われています。

この象牙質やセメント質は、エナメル質ほど硬いものではありません。そのため強い力が加わることで、歯の根元にひびが入ったり、歯が根元からパキッと割れてしまうことがあります。

③下アゴの骨が変形する

かみしめによる強い力が、歯を支えている下アゴにかかり続けます。その結果、「骨隆《こつりゅう》起《き》」と言って、下アゴの骨が口の中に出っ張る、あるいは盛り上がるように変形してくることがあります。

④食事中に舌をかみやすくなる

かみしめによりグッと力を入れ続けることで舌や、咀嚼筋という物を噛む時に使う筋肉が緊張します。そのため、食事で咀嚼している時、食べ物と同時に舌や頬の内側をかみやすくなります。

歯の構造

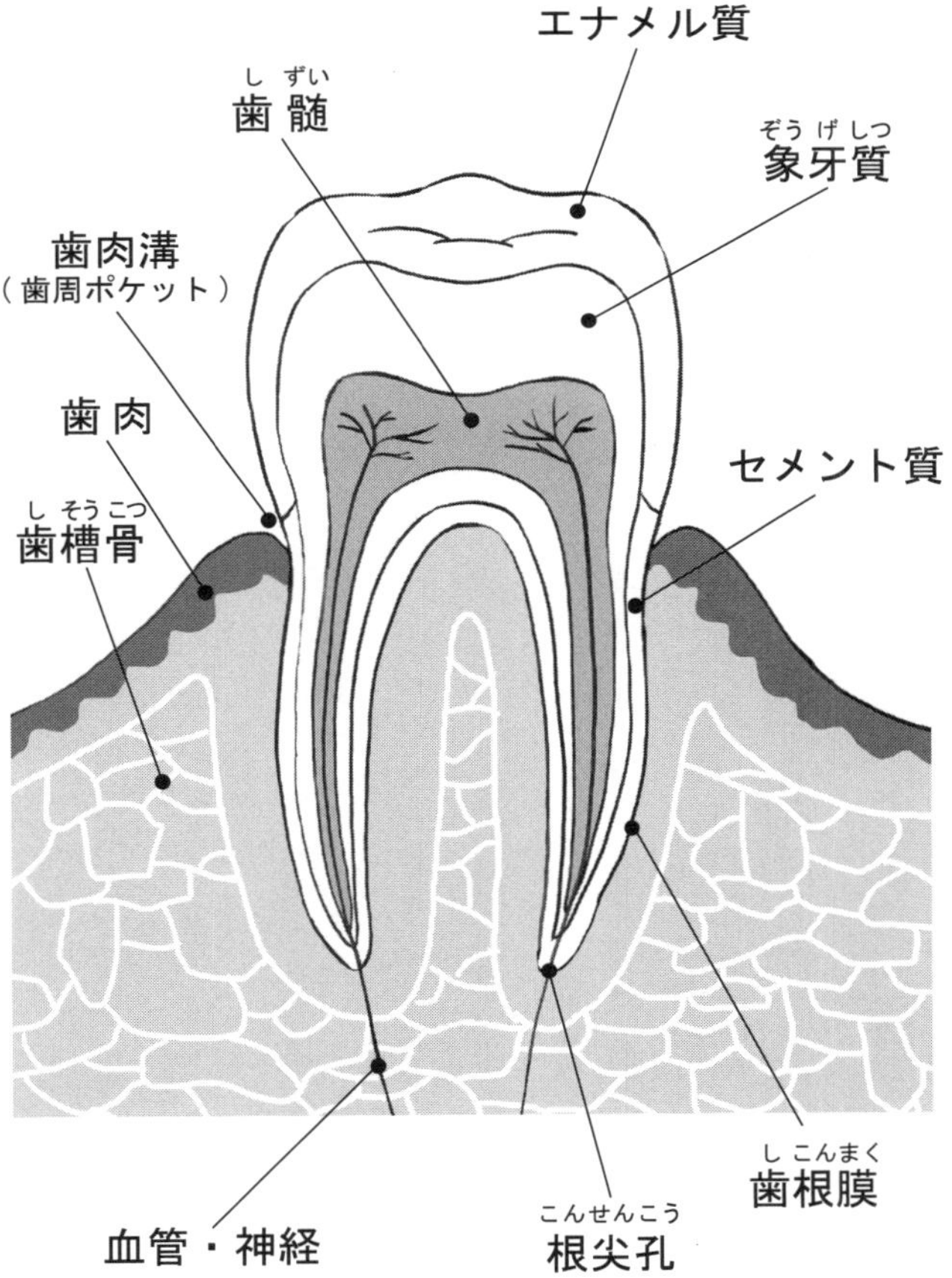
エナメル質
歯髄《しずい》
象牙質《ぞうげしつ》
歯肉溝
（歯周ポケット）
歯肉
セメント質
歯槽骨《しそうこつ》
歯根膜《しこんまく》
血管・神経
根尖孔《こんせんこう》

⑤歯が痛む、知覚過敏になる

歯の中心にある神経にも高い圧力がかかるので、常に神経が刺激されて興奮状態となります。その結果、虫歯ではないのに歯が痛んだり、冷たいものや熱いものが歯にしみる、痛みを感じるという知覚過敏を引き起こすことがあります。

⑥顎関節症を引き起こす

歯に強い圧力がかかるということは、同時にアゴの関節にも力が入り、強い圧力を受け続けています。

その結果、アゴが痛くなったり、アゴを動かす時にカクカクという音がするようになったり、口を大きく開けられないなどの症状を呈する顎関節症を引き起こします。

⑦歯の詰めものやかぶせものが破損する

かみしめは歯が摩耗したり、割れたりするほどの力をかけているので、虫歯治療で使用するプラスチックやセラミック製の詰めものやかぶせものは、破損したり、すぐに取れたりします。

⑧舌の縁が変形する、滑舌が悪くなる

かみしめているので、歯と歯がしっかり合わさったわずかなスペースに舌を収めていることになり、舌が歯の裏側に押し付けられた状態となります。そのため舌の左右の縁に歯型がついたようにギサギサになったり、歯列の形に沿って変形します。また、常に舌が歯に押し続けられているために、舌が炎症を起こすなどのトラブルが起きます。それにより滑舌が悪くなることもあります。

⑨口内炎を多発する

舌と同じように、頬にも負荷がかかり、頬の内側に歯列に沿って圧痕がついたり、口内炎ができるなどの、口腔内のトラブルも起こります。

⑩唾液が減少する

強い力が口腔内にも及ぶために、口腔内のさまざまな機能にも影響を及ぼします。例えば唾液腺の機能が低下し、唾液の分泌が減少したり、味覚の異常をきたすこともあります。

⑪歯並びが悪くなる

上下の歯に強い力が加わり続けるために、例えば前歯が強くかみしめられている場合は、下の前歯が低くなったり、上の前歯が出てくる。あるいは強い力を避けようとして、歯が移動するなどして、歯並びが悪くなります。

⑫虫歯になりやすくなる

かみしめるような強い力は、歯が割れる原因にもなり、その歯はやがて抜かなくてはいけなくなります。しかし割れるまでにはいかなくても、歯のエナメル質には、実は目に見えない小さなひびがたくさん入っているのです。そのひび割れたところに入った汚れや虫歯菌は、歯ブラシでは取ることができません。従って虫歯菌が繁殖しやすくなり、虫歯になりやすいと言えるでしょう。

⑬歯周病になりやすくなる

歯肉に隠れたところの歯は、エナメル質ではなくセメント質で覆われていますが、かみしめによりそこのセメント質にも、かみしめの強い力で亀裂が入ります。亀裂が入ると表面のセメント質がはがれ落ち、そこに歯周ポケットができるので、歯周病になりやすくなると言えるでしょう。

⑭慢性的な頭痛が起こる

かみしめることによりアゴやこめかみなどの筋肉が緊張して硬くなります。したがって頭部周辺の筋肉の緊張によって引き起こされる、緊張型頭痛が起こりやすくなります。

⑮口の周りにシワやほうれい線ができる

かみしめは口の周りの筋肉を緊張させるので、口の周りにシワができたり、ほうれい線と言われる、鼻の下から口の周りにできる放射状の線が深くなります。

ほうれい線が深くなると、年齢よりも老けた感じに見られるために、女性にとっては憂鬱なものです。

⑯心理的な不調が起こりやすくなる

歯の痛みや頭痛などの痛みが慢性的に続くことで、うつ的な症状を引き起こすとも言われています。その他にもかみしめによる不快な症状がストレスとなって、イライラしたり、憂鬱になったりと、心理的な不調が起こりやすくなります。

⑰口呼吸をするようになる

口呼吸は本来の鼻呼吸の機能が働かないため、ゴミや細菌の侵入を許し、口の中が乾いて感染しやすくなります。また、食事中にクチャクチャ音がしたり飲み物がないと食事がしにくい等々があります。

「歯ぎしり」と「かみしめ」の違い

かみしめと同じように、無意識のうちに自分の歯に強い力を加えるものとして、「歯ぎしり」があります。

かみしめは、基本的には上下に垂直に力を加え、歯と歯を押し付け合うことです。

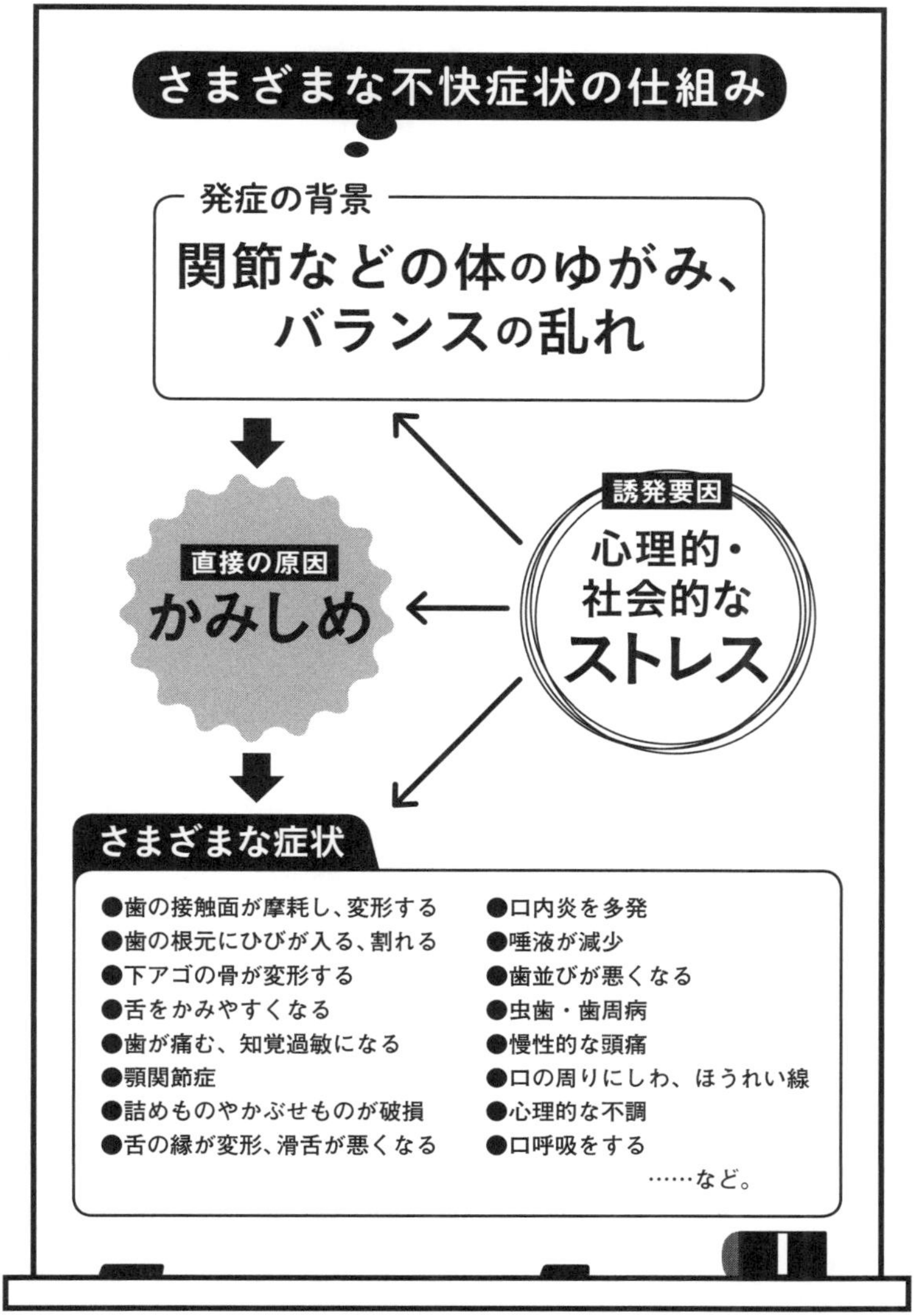
さまざまな不快症状の仕組み
発症の背景
関節などの体のゆがみ、
バランスの乱れ
直接の原因
かみしめ
誘発要因
心理的・
社会的な
ストレス
さまざまな症状
●歯の接触面が摩耗し、変形する
●歯の根元にひびが入る、割れる
●下アゴの骨が変形する
●舌をかみやすくなる
●歯が痛む、知覚過敏になる
●顎関節症
●詰めものやかぶせものが破損
●舌の縁が変形、滑舌が悪くなる
●口内炎を多発
●唾液が減少
●歯並びが悪くなる
●虫歯・歯周病
●慢性的な頭痛
●口の周りにしわ、ほうれい線
●心理的な不調
●口呼吸をする
……など。

歯ぎしりは、同じように上下の力を加えたまま、歯と歯を水平にずらすことです。歯ぎしりのほうが、歯に大きな力を加えるだけでなく、力を加えたままずらすので、歯を変形させる影響は強いかもしれません。

しかし、歯ぎしりは寝ている間だけであり、かみしめのよう起きている時も寝ている時も、四六時中、歯に力を加え続けていない分だけ、歯に与える影響は少ないと言えるでしょう。もちろん、寝ている間だけといっても、歯ぎしりが歯にとっていいわけではありません。歯ぎしりの習慣も早く治したほうがいいでしょう。

また、歯ぎしりはアゴを動かすことにより力が分散され、強い力が一カ所に集中することが避けられます。したがってかみしめのように、歯の内部の神経やアゴに与えるダメージは、歯ぎしりのほうがかみしめよりも少ないと言えます。

歯ぎしりは寝ている間にすることが多いため、かみしめのような認知療法では改善しません。そのため、歯ぎしりを治すには、寝る時にマウスピースを装着することが、一般的な治療方法です。

ただし私は、かみしめを予防することで、歯ぎしりも改善されることが多いので、かみしめへの治療は、歯ぎしりの治療にもつながっていると考えています。

4 その「かみしめ」はどこからくるのか

スマホ世代の若者の猫背は要注意!

歯をかみしめてしまう習慣は、体のバランスの崩れ、つまり姿勢の悪さから生じることは、先ほどお話ししました。

では、体のバランスはどうして崩れるのでしょうか。まずは姿勢の悪さです。例えば猫背の人の姿勢をイメージしてみてください。猫背の人の場合、背骨の先にある頭は、どうしても下を向きがちです。そのため正面を見ようとすると、頭を少し後ろにそらすことになります。首の骨である頸椎は前に傾き、両肩は内側に入っています。

このような姿勢では、アゴの周りの皮膚や筋肉は緊張してつっぱり、奥歯が自然とかみしめる形になります。

最近、電車の中では、ほとんどの若者がスマホの画面をのぞいています。小さい画面に映し出された小さな文字や画像を見るためか、ほんど例外なく猫背になっています。このような猫背の姿勢を取り続けることで、スマホを見ていない時も、猫背が定着してきそうです。

スマホやスマホゲームなどは、目への悪影響が指摘されていますが、私は猫背という姿勢による若者たちのかみしめが心配です。

さらに現代の若者たちは、しっかり咀嚼できていません。咀嚼できないと唾液も出てこないので、食事の時は常にペットボトルを横において、流し込むように食べています。唾液の分泌の低下は、さらに虫歯が増えることになります。

せっかく虫歯予防の啓蒙が進み、今の子どもや若者の虫歯は、私たちの若い時よりもぐっと減ったのに、今後はかみしめや、咀嚼できないことによる唾液分泌の低下による虫歯が増えてくるのではないかと、危惧しています。

また、パソコンのモニターやテレビなどを見る時に、両手でアゴを支えるような格好をしている人もよく見かけます。この姿勢も猫背と同様に、背骨が丸まり、首が強く後ろに傾くために、奥歯をかみしめることになります。

スマホによる猫背

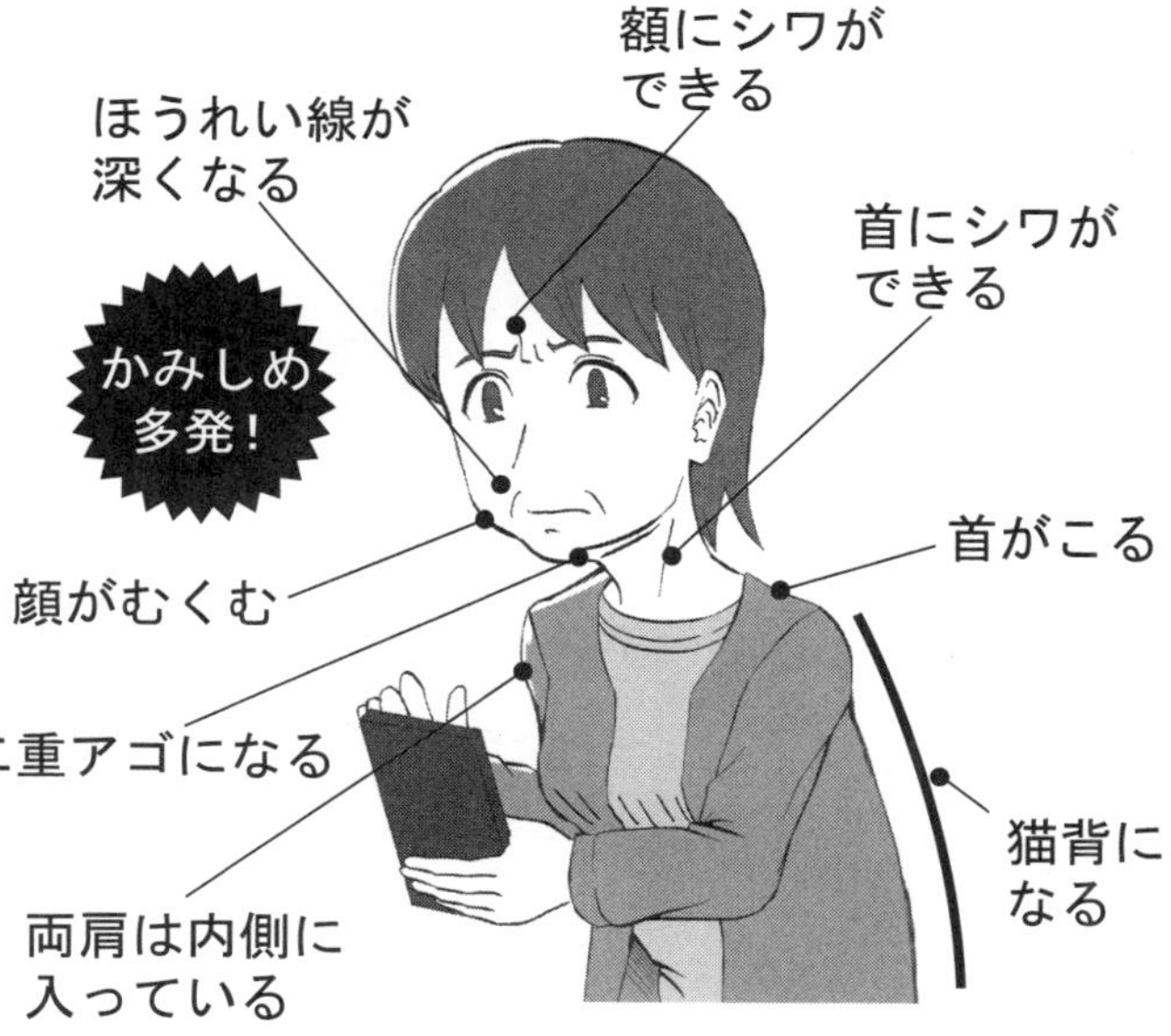
額にシワが
できる
ほうれい線が
深くなる
首にシワが
できる
かみしめ
多発！
顔がむくむ
首がこる
二重アゴになる
猫背に
なる
両肩は内側に
入っている

両手でアゴを支えるポーズ

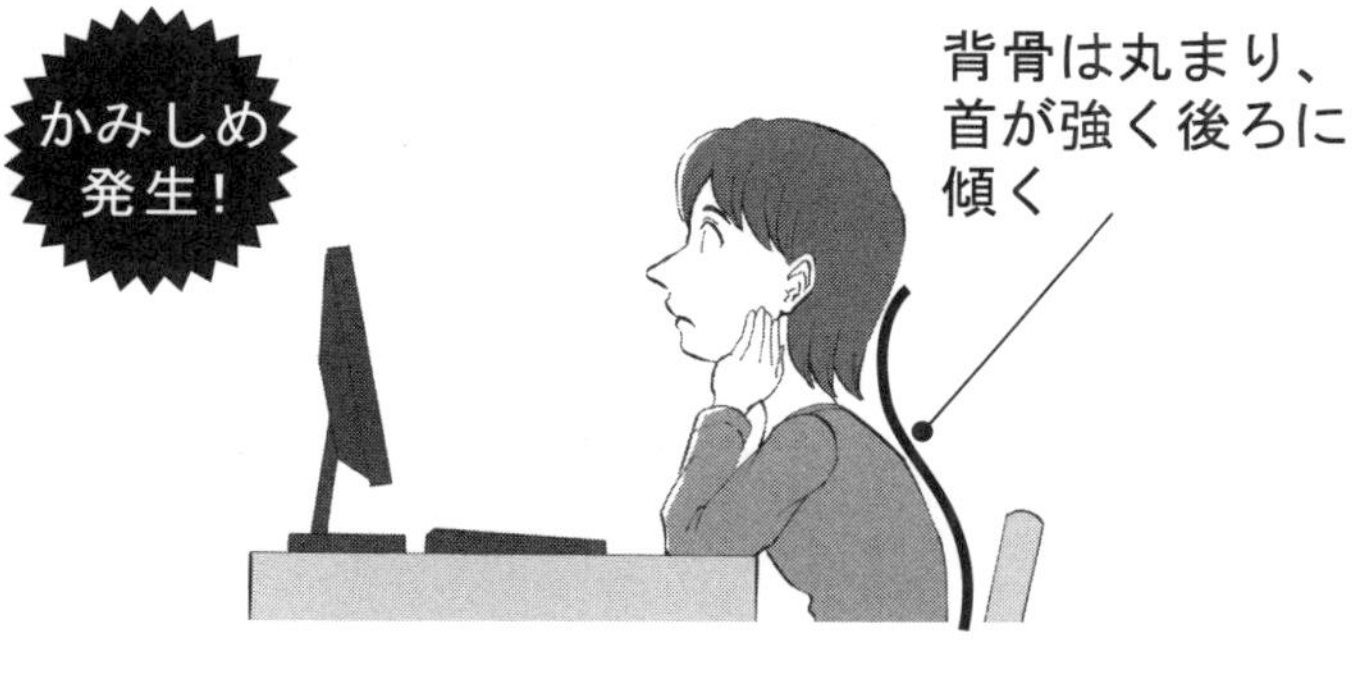
かみしめ
発生！
背骨は丸まり、
首が強く後ろに
傾く

さらに両手で下のアゴを支えることで、ぐっと上に押し上げる力を加えています。この力は歯全体にわたって、かみしめと同じ状態をつくっているのです。

首が左右に傾いている人もかみしめている

私が診察している患者さんで、かみしめが起こっている患者さんの中には、首が左右のどちらかに傾いている人が多く見られます。最初に登場したAさんも、受け口であると同時に、首が左に傾いていました。そのため診察室に入ってきたAさんを見ただけで、「この人の口の周りのトラブルは、かみしめが原因である」と直感したのです。

例えばAさんのように首が左に傾いている人の歯は、左側しかかみ合っていません。頸椎がずれて、左側に頭がい骨が傾いたために、首の左側で頭がい骨を支えようとして左側に力が入り、そこの筋肉が硬くなります。これが口の中の歯をかみしめる原因となっているのです。

反対に頭が右側に傾いても、右側の歯がかみしめている状態となります。こうした頸椎のずれが、かみしめの大きな原因の一つでもあるのです。

このように首が傾き、首の筋肉が硬くなっている人は、どんなに虫歯の治療をしても、また同じ場所に虫歯ができてしまいます。結局、首の筋肉をもみほぐしながら、首の傾きを正してからでないと、歯の治療はできません。そのために、時には整形外科的な治療や整体などの施術を優先して行う必要があります。こうした治療については、第3章で詳しく説明します。

ストレスはかみしめを招く

あなたは、仕事が忙しかった後に、あるいは夫婦喧嘩をした後などに、歯が痛んだことはありませんか？

専業主婦のC子さん（60歳）は、最近、冷たい物が歯にしみるので、虫歯ではないかと私のところを訪れました。しかし、姿勢の悪さはなさそうですし、口の中を診察しても、特に虫歯や歯周病は見当たりません。

そこで生活の中で変わったことはないかと聞いていくと、実はご主人が定年退職されて、ずっと家にいるのだそうです。それまでは、子どもたちは独立して手が離れ、夫は毎朝定時に家を出て会社に行っていたので、夫が帰ってくるまでは、自分だけの自由な時間でした。ところが夫が朝から家にいるとなると、昼食の準備のために趣味のサークル活動の後の奥さん同士の女子会（？）も途中で切り上げたり、夕食の時間も早くなり、それまでの暮らしが一変してしまったそうです。それがC子さんにとっては大きなストレスになってしまったのです。

このように人はストレスを抱えると、知らず知らずのうちに歯をかみしめてしまうのです。C子さんもストレスによって歯をかみしめてしまい、歯の神経が刺激され続けた結果、ちょっとした刺激で痛みを発する知覚過敏の症状が出てきたのだと思われます。

また、「歯をくいしばって頑張る」という言葉があるように、人は困難に遭って苦しみをこらえようとするときは、自然と歯をかみしめているのです。さらに「肩を落とす」という言葉のように、人は悲しいことやショックがあった時は、猫背になりがちです。

このようにストレスや悲しみを感じている時は、姿勢の変化により関節がゆがんだり、歯をかみしめてしまっていることを知っておいてください。

現に東日本大震災の後は、私のクリニックにも、口の周りのさまざまな不調を訴える患者さんが多くなりました。繰り返しテレビで放映される津波の映像や、原発事故のニュースは私たちにとっては大きなストレスとなったのです。そうしたストレスは、少なからず歯にも影響を与えていたのです。

ストレスによるかみしめがある場合に、下手に歯の治療をしようものなら、どんどん症状が悪化してしまうこともあります。

私はC子さんにも、「今は急な生活の変化で、とてもストレスフルですが、そのうちにご主人との生活にも慣れていくかもしれませんね。時間が癒してくれるのを待つのも、一つの方法ですよ」と説明し、歯の治療は行いませんでした。

C子さんも私の説明に納得してくれただけでなく、何も治療しなくてもいいことにホッとして、喜んで帰って行かれました。その後、私のクリニックに来ないところを見ると、何とかご主人との第二の人生を、楽しまれているのではないかと思います。

受け口タイプはかみしめのリスク大！

最初の事例で紹介したAさんもそうでしたが、「受け口」と言われる、下のアゴが前に出ている人がいます。私も完全な受け口ではありませんが、どちらかというと「受け口気味」のタイプです。受け口は遺伝的な要素が強く、私の家族、井出家はだいたい受け口タイプです。骨格というのは、親子で似てくるのだと思います。

受け口の人は下アゴが前に出ているために、かみ合わせが悪く、手前の歯はかみ合っていません。奥歯でしかかみ合っていないので、奥歯をかみしめていることが多いので注意してください。

中堅どころの住宅メーカー勤務のDさん（男性、26歳）は、「左下の歯が痛くて、食事がとれない」という主訴で私のところに来ました。

痛みがある歯を診てみると、すでに左上の奥歯1本と、左下の奥歯3本の合計4本に、セラミックのかぶせものがしてありました。Dさんは「虫歯だったから」と言っていましたが、虫歯であればその痕跡がレントゲンに写るのですが、Dさんの歯のレントゲンを撮った限りでは、虫歯の痕は見られませんでした。

セラミックは健康保険がききません。4本で50万円くらいはかかっているのではないでしょうか。大金をかけたのに、痛くて食事もとれないようでは、「気の毒」としか言いようがありません。

しかもDさんは痛みと食事ができない辛さから、「最近は、会社をやめようかと思っているんです」とまで、思いつめています。精神的にも、「うつ」になっているようでした。

ただ、Dさんの歯が痛むのは、物を噛む時だけで、それ以外は痛みはないと言うこと。

通常の歯医者では、このような場合、痛みの元である「神経を取る」治療をします。しかし、歯の神経に炎症はないので、私は神経を取るような治療はしませんでした。歯は神経を取ることで、とてももろくなってしまいます。できれば歯だけでなく、なるべく神経も残したほうがいいのです。


このDさんが、実は受け口タイプでした。そのため手前の歯はかみ合っているように見えますがかみ合っておらず、奥の歯だけがかみ合っている状態です。しかも頭は左に傾いていて、左側の首の筋肉がバリバリに凝っていました。

とりあえず奥歯をかみしめて、何とかバランスをとっていたDさんのかみ合わせが、奥歯にかぶせものをするなどの治療を行ったことでバランスが崩れ、かみしめていたものがより一層かみしめてしまい、それで痛みが出たのだと診断しました。

そこで治療は、まずは頭の位置を正常の位置に戻していくことから始めました。

頭の位置を治していくと、セラミックのかぶせものをした部分が、かみ合わなくなってきます。マウスピースを使ってかみ合わせを治すと同時に、奥の歯の強くあたっていた部分を削り、セラミックにプラスチック片を足しました。

このような治療を続け、Dさんは初診当時に「100」だった痛みが、2カ月間の7回ほどの治療で、現在は痛みが「20」ぐらいに減ったということです。痛みが軽減するに従い、Dさんの表情も明るくなり、もう「会社をやめたい」ということを口にすることもなくなりました。

「出っ歯」は、上アゴの前歯が突出して見えるためそう呼ばれています。歯科医の8割は上が出ていると考えます。2割は下が引っ込んでいると考えます。

これは上下のアゴの相対的な問題です。猫背で頭の位置が下向きでかみしめています。審美歯科と称して前歯を引っ込めてセラミックをかぶせると、アゴの関節の動きが規制されるため、あとあと色々な問題が出てきます。セラミックが破折《はせつ》したり、頸部の筋肉にかなり緊張を起こします。見た目も大事ですが、私は慎重に考えたほうが良いと思います。

5 森を見ずに木ばかりみる歯医者たち

「姿勢の悪さ」「かみしめ」という傾いた土台を治すこと

歯医者に行く患者さんの主訴は、大半が「歯が痛い」ということでしょう。私たちも「痛く」なければ、なるべくなら歯医者には行きたくないものです。

ところが多くの歯医者は、「痛い」と言えば「虫歯だからと歯を削って詰める、またはかぶせものをする」、あるいは「神経を抜く」、「歯を抜く」など、要するに歯しか見ていないのです。

しかし私は、結論から言えば、虫歯も歯周病も、歯や口の周りのトラブルの背景には、全て姿勢の悪さや、そこからくるかみしめがあると考えています。

従って、虫歯や歯周病などの口の中に現れているさまざまな症状は、姿勢の悪さやかみしめという原因から引き起こされた結果なのです。

つまり歯医者としては、歯という木ばかり見ていないで、口を含めた体全体である森を見てほしいのです。しかし、ほとんどの歯医者がいまだに木ばかり見ているために、Aさんや D さんのような悲劇が起こってしまうのです。

また、木ばかり見ている歯医者たちは、傾いた土台に家を建てるのと同じです。姿勢の悪さやかみしめという土台を治さずに、その上に立っている家ばかりに注目して、家を建てようとします。しかしそれではどんなに高級な材質を使おうとも、家を建てる技術が優れていても、傾いた土台に建てられた家は、やがては傾いてしまうのです。歯も同じことです。

A さんも D さんも、受け口タイプで奥歯でしかかみ合っていない部分を、虫歯だからといきなり削られてしまい、バランスを崩してしまいました。

このように歯しか見ていない歯医者の、安易な治療により、かみ合わが狂ってしまい、D さんのように痛くて物が噛めないという「咀嚼障害」を起こすことがあります。しかも、いったん削ってかぶせてしまった歯は、二度と自然な歯に戻ることはありません。

歯だけの治療によって、さまざまな症状に悩まされた A さんのように、何度もかみ合わせの調整をしようとして、ますます歯を削られてしまったり、歯医者を変える「歯科難民」

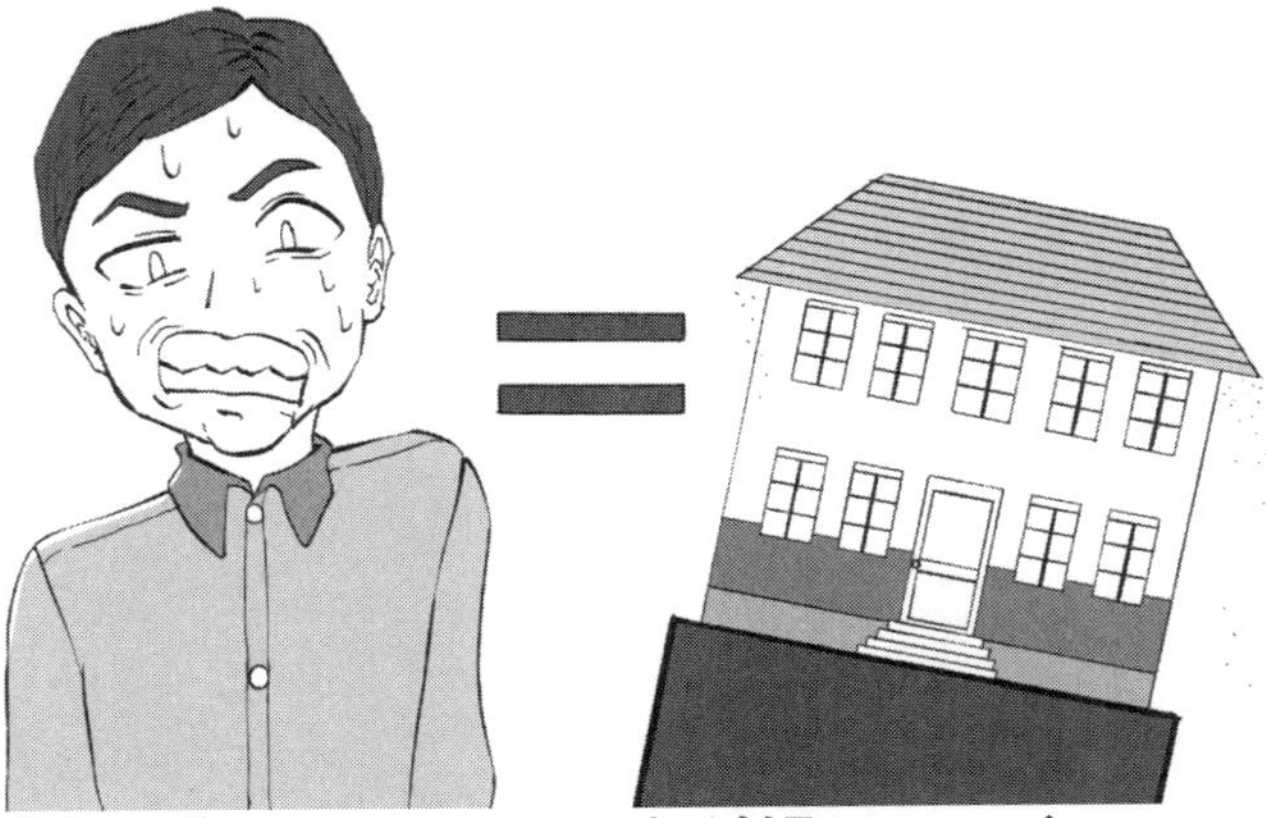

「かみしめ」で土台が傾いていく

となって治療を続けるうちに、手がつけられない状態になってしまった患者さんも、私のところに訪ねてきます。

かみしめの問題は、すでにいろいろなところで言われています。

テレビや新聞でも、一般の人に向けて紹介されています。それなのに、いまだにかみしめについて知らない歯医者が多すぎると思います。歯医者が知らないなら、患者さんにかみしめについて良く知ってもらい、ご自分の歯をご自分で守ってほしいと願っています。

そこで次に、ご自分からかみしめを何とかしたいと気づき、私のところを訪れた二人の患者さんの事例を紹介します。

かみしめには気をつけていたEさんだったが……

大手電機メーカーの会社役員であるEさん（男性、58歳）は、右下の奥歯の1本にかなり深いポケットがあり、歯周病になっていましたが、その他の歯には歯周病はありません。他の歯医者では、歯周病で骨もかなりなくなっているので、その歯を抜いてインプラントを勧められたのだそうです。しかし、Eさんはかみしめのことを知っていて、「かみしめが排除されない限り、そこにインプラントを入れてもいいとは思わない」と言って、私のところに来たのでした。

Eさんの全身を観察すると、右肩が前に出て、頭が右に傾いていました。そのために、右の前の歯がかみ合っていない状態で、右下の奥歯をかみしめていたのです。

右に傾いた首の姿勢をずっと続けていたので、右の奥歯はかなり摩耗していて、骨もかなり減っていたので、最終的に歯を残せるかどうかは微妙な状態です。

しかしまずは首の傾きを治し、同時に歯周病の治療もすることにしました。

ご自分でもかみしめていることは自覚し、なるべくかみしめないようにしていたようですが、そのかみしめが頸椎のずれによる姿勢の悪さであることは知らなかったようでした。

Eさんの頭を、傾いている反対側、つまり左側に振ってみると、「とても変な感じがする」ということでした。すでに右側に傾いたまま、首の筋肉が硬くなっていたのです。また、Eさんは最近仕事が忙しくて、それで特にかみしめないように気をつけてはいたものの、知らないうちにかみしめがひどくなったことも知っていました。このような患者さんの場合は、どうして悪くなったのかを、順序立てて説明することで、とても納得していただけます。

Eさんの場合は歯周病でしたが、若い女性が同じような状況に置かれていたら、虫歯になっていたと思います。

何はともあれ、姿勢の悪さやかみしめを解消する前に、インプラントにしなくてよかった事例です。

歯といえども、セカンドオピニオンを！

共働きのF美さん（58歳）は、左一番奥の歯が抜歯されて、そこにインプラントが入っています。その手前の歯のエナメル質が少し欠けたために、「これ以上、歯を欠けさせたくない」ということで、私のところに来ました。

実はF美さんは、「食べ物を口に入れてから、飲み込むまでに、1回につき200回噛む」という自然食療法を実践していました。そのため歯については、特に噛むことにとても気をつかっていたのです。

他の歯医者では、かみ合わせが悪いので、削ってかみ合わせを調整する必要があるということ。さらに矯正も勧められ、その矯正には「100万円かかる」と言われたそうです。「お金かかかるのはかまわないが、本当に矯正をして、私の歯が欠けるのが防げるのか」という疑問があり、すでに私の本を読んでいたこともあって、私のところにセカンドオピニオンを求めて来院しました。


F美さんの口の中を診ると、左サイドでかみしめていることがわかりました。そのため歯の治療の痕も、左サイドばかりです。右側の歯に、治療した痕はありませんでした。右の歯はかみ合っていますが、左の歯はかみ合っておらず、力が入ってかみしめた状態です。触診すると左の頬に抵抗感があり、とても凝っている状態でした。

F美さんの言うように、矯正しても左の頬の筋肉がほぐれるわけではありません。

上の歯は頭がい骨に、下の歯はアゴに生えていて、その上に筋肉がついているわけです。つまり歯は顔の一部であり、F美さんがかかっていた歯医者は、まさに森である顔を診ずに、木である歯ばかりを見て、歯を矯正すればいいと思っていたのでしょう。

やはり疑問に思った場合は、歯といえども、セカンドオピニオンを求めるのが賢明でしょう。

6 「かみしめ」こんな人は要注意！

まず、自分の状態をチェックしよう

かみしめは、なかなか本人では気づきにくいものです。むしろ気づくことができれば、ある程度、治すことができます。

そこで、まずは以下のチェックリストに1つでも当てはまる人は、歯科的な諸問題を抱えている可能性があり、かみしめのリスクがあると思っていいでしょう。

そして次に、かみしめているかどうか、あなた自身でのチェックをしてみてください。

- □歯医者に行く必要のある人は全て
- □首に不調のある人
- □肩こりのある人
- □緊張型頭痛もちの人

□猫背の人
□姿勢が悪い人
□受け口タイプの人
□出っ歯タイプの人

かみしめのセルフチェック法

①口の周りに意識を集中させて、かみしめている状態を続けてみる

もし、かみしめている状態を長く続けることができなければ、かみしめの癖がない人と言えるでしょう。無理にかみしめの状態を続けていると、口の周りに違和感を感じ、数秒から十秒ほどで、歯を離したくなるでしょう。

かみしめの癖のある人は、歯をかみ合わせているのが普通の状態なので、何分でもかみしめを続けていられるでしょう。

②舌や頬の内側に歯の痕がついていないか

かみしめていない状態では、舌は上アゴに接触しているので、舌の両縁には特に歯の痕は見られません。

しかしかみしめていると、筋肉の働きで舌が落ちてきて、歯列の内側に舌が押し付けられています。そのため、舌の両縁には歯の形がついて、ギザギザになっています。また、頬の内側にも歯の痕がついています。

一度、鏡でご自分の口腔内を観察してみましょう。

これらの2つの方法なら、特に歯医者に行かなくても、ご自宅で簡単にチェックできます。

そしてもし、①と②の症状があれば、第4章で詳しく説明する、「かみしめを治す日常のセルフケア」を実践してみてください。

また、歯のトラブルが生じた場合は、歯医者に行ってもすぐに削ったり、抜歯したりせずに、この本に書いてあることを思い出し、まずはかみしめと姿勢の悪さを治すことを検討してみてください。

かみしめのセルフチェック法

●（その1）

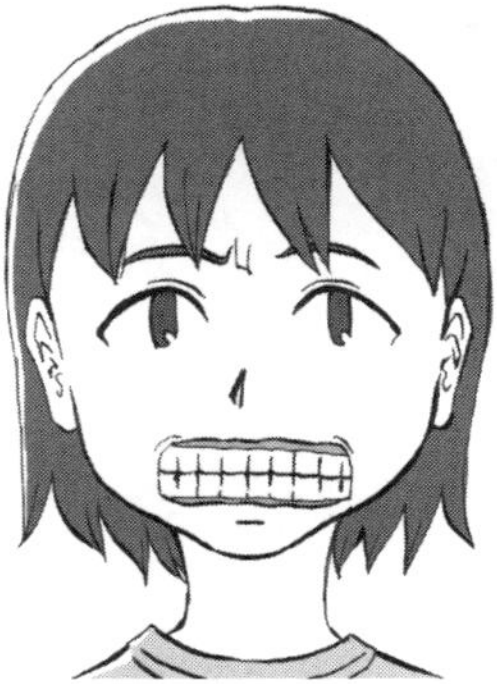

どのくらいの時間、歯をかみしめたままいられるかをチェックする

※イラストでは、イメージしやすくするために口を開けているが、実際には口を閉じて行うこと

●（その2）

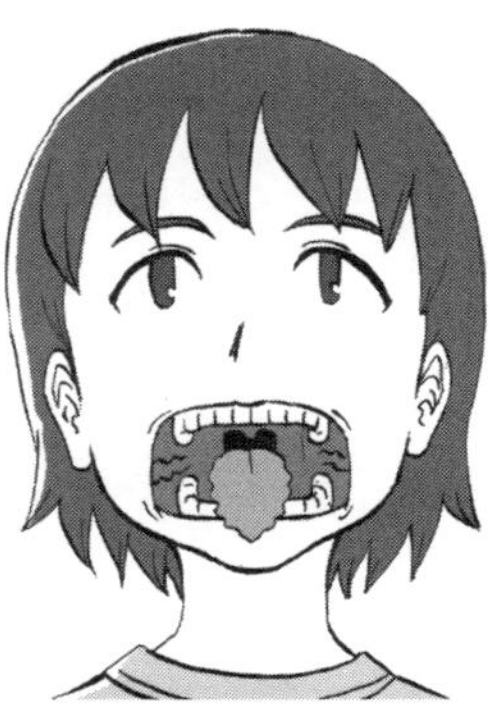

舌の両縁がギザギザになってないか、頬の内側に歯列の圧痕がないか

第１章のポイント

1. 歯磨きで虫歯は予防できない
2. マウスピース・矯正治療で「かみ合わせ」がよくなるわけではない
3. つめもの、かぶせものは「慣れる」より無理やり「慣らされている」だけ
4. 「歯医者でおかしくなったから、歯を治せばよくなる」は大いなる錯覚
5. 「よい歯医者とは削るのがうまい技術者」ではない
6. 猫背、両手で下アゴを支えるポーズは「かみしめ」の原因となる？
7. ストレス、受け口タイプも「かみしめ」のリスク大！
8. 歯を抜くときでも、セカンドオピニオンを！

第2章

ちょっと待て！
歯医者には行くな

「自分の歯は自分で守る」
賢い患者になろう

1 熾烈な患者の獲得競争が始まっている

今や、歯科医院はコンビニの数よりも多い

現在日本に、歯医者と呼ばれる職業の人は、何人いるか知っていますか？

私が歯医者になった頃の30年以上前で約9万人、現在は約10万人の歯医者がいると言われています。

また、歯科医院の件数は、なんとコンビニよりも多い、約7万件もあるのです。

特に大都市では、歯科医院の過密地帯が目立ちます。ビルのテナントとして、次々と歯科医院が開業したり、通りに面したビルの1階に、さらに1件おいたビルの1階にも歯科医院がある、といった具合です。

では、どうしてこんなにも歯医者が増えてしまったのでしょう。それはある時期、私立大学の歯学部をつくり過ぎてしまったからだと言われています。その結果、歯医者の国家試験に受からない人も増え、不合格率の高い歯学部も公表されています。

増えすぎた歯医者の数を抑えるために、あるいは歯医者の粗製乱造を防ぐために、国は歯科医師の国家試験の問題をぐっと難しくしました。そのため、かつてよりも合格率は低くなり、現在の合格率は70％ぐらいでしょうか。おそらく今後は、歯医者になる人たちも減ってくることでしょう。

一方、歯医者に行く患者さんの数は、以前に比べてかなり減っています。

何しろ、子どもや若者たちの人口が減っています。しかも、今の30代以下の人たちの虫歯が、ぐんと減っているのです。

かつては6月になると、小中学校で歯科検診があり、そこで虫歯が見つかった子どもたちが、「要治療」と書かれた紙を持って、歯科医院に行くので、さすがに6月はどこの歯科医院も、子どもたちで混雑していたものです。

ところが、今の子どもたちの虫歯はかなり減っているので、6月になったからといって、かつてのように歯科医院が患者さんで混み合うことはありません。

子どもたちの虫歯が減っているのは、やはり虫歯予防や口腔ケアの啓発活動が功を奏しているからでしょう。朝起きて、歯を磨かないで学校に行ったり、寝る前に歯を磨かない子どもたちが、どれほどいるでしょうか。おそらく多くの子どもたちが、歯が生えてきたと同時に、母親から歯磨きをされ、お箸を持たされる前に、歯ブラシを持たされているようです。

このように、小さい時からブラッシングやプラークコントロールをしてきているので、今の子どもたちには、痛みを感じるほどのひどい虫歯や歯周病も減ってきています。

しかも、母親の子どもの歯に対する意識も、相当高いと思います。特に昭和40年以前に生まれた、いわゆる虫歯世代の親たちは、自分たちが虫歯で苦労し、またおそらく今は歯周病にも苦労している人たちです。

歯の治療にもお金がかかっています。そのため、自分のたちのような苦労を子どもたちにはさせたくないと、虫歯には敏感になっているのかもしれません。

例えば、「3歳までは甘い物を食べさせない」、「親からの虫歯菌が子どもにうつるので、子どもへの口移しはしない」など、結構、神経質なお母さんもいます。

このような親に育てられた子どもたちは、毎日しっかりブラッシングして、しかも歯間ブラシも使ったり、口腔内洗浄液でうがいをしています。その結果、今後は、歯医者に行くのは虫歯や歯周病の治療ではなく、定期的に歯石を取りに行くなど、虫歯や歯周病の予防のために通う人が増えていくでしょう。

患者獲得の甘いセールストーク

このように若者や子どもたちの虫歯が減り、患者さんが減っているのに対し、歯医者と歯科医院の数は増えています。そのため、中には少ない患者さんを、たくさんの歯科医院で、奪い合うような現象が起きているのです。

では、患者さんをどのように獲得するのでしょうか。

一つは、虫歯世代と言われる昭和40年以前に生まれた患者さんたちを、一度つかんだら離さないという方法です。何しろこの世代の人は、子どものころは乳歯だけでなく、永久歯にも虫歯が多くあり、そこにさまざまな治療の痕があります。

私のところに来た患者さんからよく聞く話は、例えば歯医者から、「この歯に詰めてあるアマルガムは、水銀が使ってあるので体によくありません。これを金に取り替えましょう」などと、保険がきかない詰めものを勧められるのだそうです。

アマルガムは、かつては歯の詰めものとして、国が認め、保険診療で非常によく使われた材料です。私はとても優れた材料だと思いますが、やはり水銀が使われているので、今では全く使われていません。

時々、「アマルガムは金属アレルギーを起こすので、取り替えましょう」と言う歯医者もいるようですが、アマルガムでは金属アレルギーはまず起こさないので、ご心配なく。ただし、アマルガムよりも以前に保険診療で使われていた、ニッケルやクロムなどの金属のものは、確かに金属アレルギーを起こすことがあるようです。

また、詰めたものを取り替える程度なら良心的ですが、「虫歯がひどくなっているから」と、さらに歯を削られて神経を抜かれ、セラミックなどのかぶせものを勧められることもあります。

もしかしたら、歯も抜かなければならないと言われて、インプラントを勧められている人もいるかもしれません。

しかも、この虫歯世代の人たちは、年齢的にも歯周病を発症しやすい時期でもあります。そこで歯周病の治療として、ブラッシング指導のために、何度も歯科医院を通うように言われることもあります。

ただ、何度も治療に通うぐらいならいいのですが、「ポケットが深いから、抜歯してインプラントにしましょう」という歯医者も、少なからずいます。

要するに一人の患者さんを、治療と称して何度も歯科医院に通わせる、悪く言えば「患者さんの歯のあら探しをする」とも取れます。あるいは利益率の高い、自由診療でしか使えない材料に替えさせて、少ない患者さんから多くの利益を得ようとするのです。

このように患者さんにウソをついてまで歯の治療をして、患者さんを獲得しようという歯医者は、同じ歯医者としては少数派であると信じたいのですが、私のところに来る患者さんの話を聞いている限りでは、年々、増えてきているように感じています。

今、述べてきたような「アマルガムより金のほうがいい」「割れるかもしれないので、ブリッジに」「インプラントにしないと隣の歯が虫歯になりますよ」といったような甘いセールストークにくれぐれもご用心！

予防医療は「患者を呼ぼう（予防）医療」である

もう一つの患者さんの獲得方法は、予防に力を入れることです。

すでに歯医者にかかったことのある人なら知っていると思いますが、一度、治療が終わっても、その歯医者から3カ月ごとに、定期検診のはがきが届きませんか。

患者さんが少なくなった現在、確かに歯科医院で繁盛しているところは、早くから予防に力を入れているところです。

例えば3カ月ごとに患者さんが検診に来れば、歯石を取ったり、あるいはレントゲンを撮るなどの諸検査で、定期的な収入となります。しかも治療ではなく検診であれば、歯科衛生士に任せられることも多いので、たとえ患者さんが多くも、歯医者を何人も雇う必要がありません。

私は予防に力を入れること自体は、決して悪いことだとは思いませんし、むしろ評価されることかもしれません。現に予防の啓発活動のおかげで、若者や子どもたちの虫歯は激減しました。

ただ問題は、本当に「3カ月ごと」に歯のチェックが必要なのかどうかと、3カ月ごとにレントゲンを撮る必要があるのか（医科では定期的には行いませんよね）、過剰な検査になっていないか、ということです。

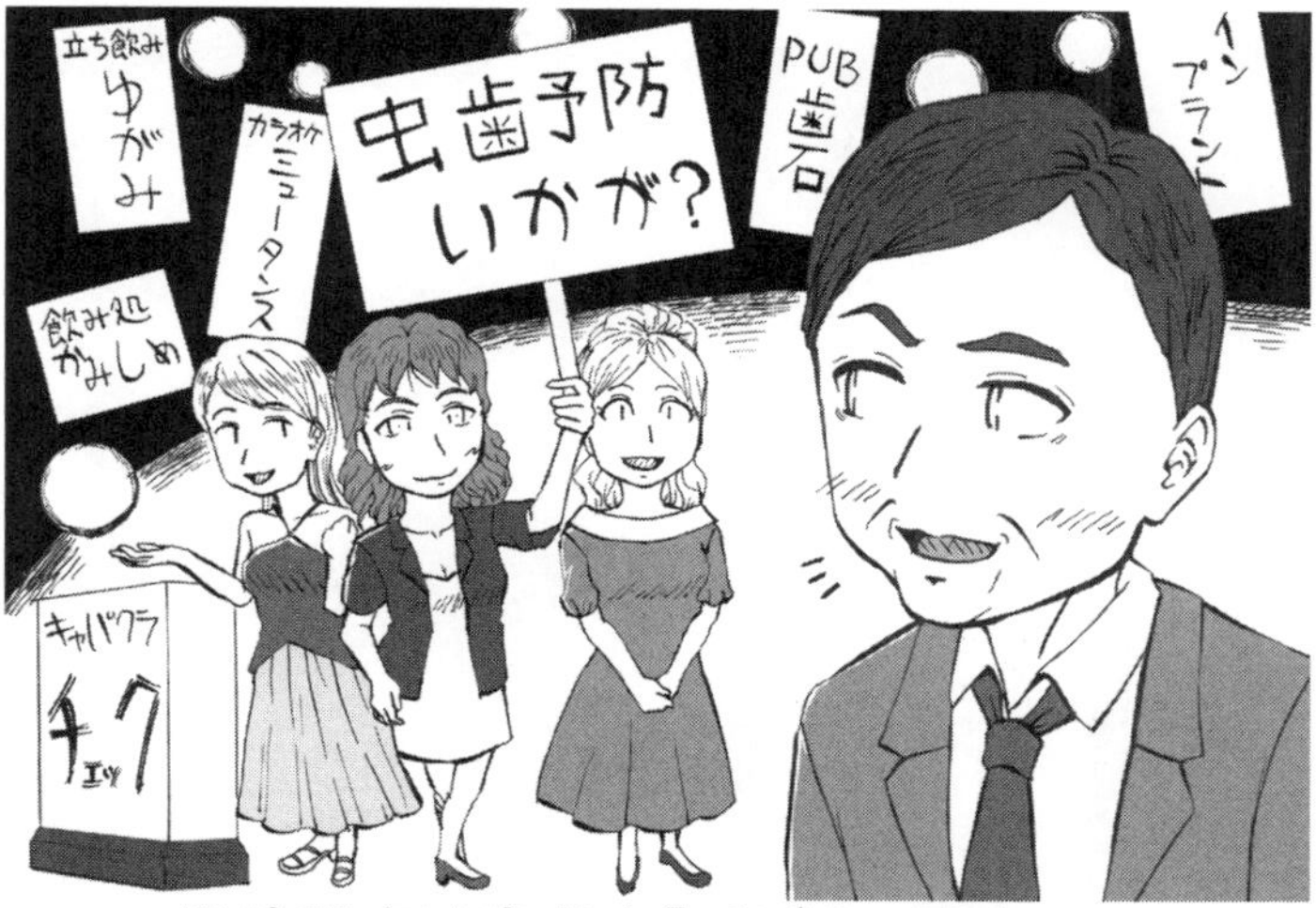

予防医療は患者を「呼ぼう」医療？

予防医療は、「患者を呼ぼう（予防）医療である」とも言われています。3カ月という期間も、もしかしたら3カ月を過ぎれば、保険診療では初診料が取れるからかもしれません。

だとすれば、予防歯科をやっている歯科医院は、リピーター客を増やすことで、経営安定を目論《もくろ》んでいると考えられなくもありません。

しかも私が常々言っている、かみしめや姿勢の悪さを治そうとしないで、歯だけを診て、予防と称して歯ブラシの指導をしたり、歯石を取るなどのスクリーニングをしても、結局は虫歯や歯周病になってしまった人を、私はたくさん診ています。

2 現代歯科医院のお寒い台所事情

患者一人にかかる時間と手間

現在、大半の歯科医院は保険診療を行っていると思います。私のところのように、自由診療だけで経営している歯科医院は、今でもかなり少ないでしょう。

私もかつては保険診療をしていたのでよくわかるのですが、はっきり言って、全ての虫歯に対し、誠意を込めて教科書通りに治療をしていたら、今のように患者さんの少ない状況では、かなり経営は難しいのではないかと思います。

例えば、虫歯を1本治療するとしたら、どのくらいの時間と手間がかかるでしょうか。私の場合は、まず麻酔をかけます。どんなに軽い虫歯でも、虫歯の取り残しがないようにするためには、痛くないようにする必要があるからです。

次に虫歯の部分を削り、小さな虫歯ならプラスチックを詰めます。大きな虫歯の場合は、セラミックや金を詰めるので、最低、2回通ってもらうことになります。

小さな虫歯の治療として、麻酔をして歯を削って詰めるまでに、最低でも40分はかかります。どんなに頑張っても、これ以上、時間を短縮することはできません。

設備投資にはどのくらいかかるか

また、歯科医院を開業するには初期投資、つまり設備投資が必要です。

患者さんが横になる治療用チェアユニットは、国産のもので1セット200万円ぐらい、ドイツ製のものだと700万円ぐらいします。

レントゲンの設備や、最近では差別化を図るためにCTの機器を入れるところもあり、これらの検査機器に900万から1500万円ぐらい必要です。

自宅の一角で開業しているなら家賃はいりませんが、多くはビルのテナントとして入るので保証金やテナント料、内装費などがかかります。

したがって、これらを合わせて、通常の初期投資には3000万円が必要だと言われています。

昔は歯医者というだけで、銀行がどんどんお金を貸してくれましたが、現在は歯科医院が多く患者さんが少ないというご時世。中にはつぶれる歯医者や夜逃げをする歯医者もいるので、銀行もなかなかお金を貸してくれなくなりました。しかも歯科関係の業者も、即金でなければ材料を入れてくれないという話も聞きます。

このような初期投資費用と、月々のランニングコストや人件費は、当然、患者さんの治療費から徴収することになります。

そこで、例えばＣＴを入れた歯医者なら、その費用を回収しようとすれば、特にＣＴ撮影の必要のない患者さんにも、検査と称してＣＴ撮影をするようになるのではないでしょうか。

また、定期検査と称して、３カ月ごとにせっせと患者さんのレントゲンを撮るのも（私はそのようなことはしませんが）、歯科医院を経営していく歯医者の心理としては、わからなくもありません。

売り上げ倍増を目論む「歯周病」という診断名

近年、歯周病が急激に増加していますが、この背景には患者さんの高齢化があります。しかし、それ以上に保険診療上、歯周病と診断名をつけないと、算定するものがないからだとも言われています。

かつての歯科医院のように、特に宣伝しなくても、虫歯の患者さんがどんどん来てくれるのなら、たとえ患者さん1人当たりの売り上げが少なくても、十分な売り上げが見込めたでしょう。

しかし、患者さんは減ってしまい、逆に歯科医院が増えている現在では、どのようにして毎月一定の売り上げを確保するかは、経営者としては頭の痛い問題です。

とすると、売り上げを伸ばす方法も、患者さんの獲得方法と一緒です。つまり、詰めものやかぶせものに、保険診療では使えない材料を患者さんに勧め、自由診療にもっていく。まだ歯が残せる可能性があっても、抜いてそこに入れ歯やブリッジではなくインプラントを勧める、予防と称して歯の定期検診で過剰な検査を行う、などです。

ただ、歯医者も医者も、聖人君子ではなく、ひとりの人間です。このところ患者さんがすっかり減って、ずっと赤字が続いていれば、悪魔の誘いにのって、つい削らなくていい歯を削って、売り上げを伸ばそうとするかもしれません。

中には過剰診療や過剰検査が日常的になって、罪悪感すら感じなくなっている歯医者もいるかもしれません。

私がこの本を書いた目的は、歯医者に行かなくてはいけないすべての人に、かみしめの癖があることを知ってほしいということ。そしてもう一つの目的は、このような歯医者の台所事情を知ってもらい、「歯医者の言うなりになってはいけない」ということを伝えることにあります。

そして患者さんには、この治療が本当に必要なのか、他に選択肢はないかなどを、歯医者にちゃんと説明を求めてほしいのです。結局、「自分の歯は自分で守る」しかないのです。

事項から、どうしたら自分の歯を守ることができるかについて、お話しします。

3 すぐにインプラントを勧める歯医者には要注意！

「インプラントにしないと隣の歯もダメになりますよ」

私はどうも、インプラント治療が一般の歯科医院に普及してから、歯医者たちがおかしくなってきたように思っています。

私たちが歯医者になった頃は、どの歯医者もある程度、平均的に勉強していました。しかし、今の歯医者たちは、その平均的な勉強すらしていないように、私には見えるのです。

また、昔から過剰な診療を行う歯医者はいましたが、少なくとも患者さんに嘘を言う歯医者はいなかったと思います。ミスが起こるとすれば、あくまでも技術的なエラーでした。しかし今は、嘘をついて、間違った治療をする歯医者が増えているように思います。

安易に歯医者に行って、歯医者にしっかりした説明を求めないままに、歯医者の言われる通りに治療していると、第1章で紹介したAさんやDさんのような悲劇が起きてしまうので、だから私は、実は「歯医者に行くな」と言いたいのです。

例えば、歯周病が少し進行してきて、歯肉が腫れているし、歯が少しだけぐらつくような気がすると思って、ある歯医者に行ったとします。その歯医者が「この歯はもう抜かないとダメですよ。抜かないままでいると、隣の歯までダメになってしまいますよ」と言って、大事な歯を抜こうとします。さらにたたみかけるように、「抜いた後は、ブリッジや入れ歯よりも、今はずっと快適なインプラントがあります。インプラントは虫歯のリスクも少ないので、インプラントを入れましょう」などと勧めてきます。

インプラントのデメリット

インプラント治療とは、ネジを使って歯槽骨《しそうこつ》に受け皿を埋め込み、そこに義歯を装着する手術です。

やはり入れ歯と違って、直接、骨に義歯を装着させるので安定感があり、ものが噛みやすいという利点もあり、私はこの治療自体はとても優れたものだと思っています。

しかし一方で、デメリットも多いのです。インプラントを入れた後は、自然の歯よりもていねいにブラッシングしたり、歯間ブラシやデンタルフロスなどで歯の汚れをよく落とさないと、義歯の受け皿の部分に雑菌が入り、そこに歯周病を起こしてしまう危険があります。

しかも骨に直接受け皿が入っているために、骨に及ぼす影響も強いと言えます。せっかく骨が残っていて、そこに受け皿を埋め込むことができたのに、歯の手入れが不十分だったために、インプラントができなくなってしまっては、大金をかけた意味がありません。インプラントといえども、決して「一生もの」ではないのです。

さらに、ここにもかみしめや姿勢の悪さが考慮されていなければ、前にもお話ししたように、傾いた土台に家を建てることと同じ状態になります。傾いた土台に装着された義歯では、いずれ咀嚼障害を起こすことも考えられます。

また、インプラントはまだ歴史が浅いので、高齢者での問題が明らかになっていません。インプラントを入れたら終わりではなく、歯の手入れなどのセルフケアがかなり求められています。だとすれば、今、インプラントを入れた人たちが、かなりの高齢になった時、果たして自分で歯磨きができる人が、どれだけいるでしょうか。

今は介護する人たちが足らない状況下で高齢者が増え、その人たちがインプラントを入れているからといって、他の人よりもよりていねいに歯磨きをしてもらうなど、より質の高い口腔ケアをしてもらえるのでしょうか。それが期待できなければ、インプラントを入れたことで、さらに深刻な歯周病を発症することになり、そうした高齢者が、今後増えるのではないかと心配しています。

突然出されたインプラントの「契約書」

新橋の会社で働くGさん（女性、38歳）は、休みの日に、子どもと遊んでいて、子どもの頭に前歯がぶつかり、その歯がすっぽりと抜け落ちてしまいました。そこで自宅近くの歯医者で応急処置として、仮の歯をその抜けたところに接着されました。

ただし、その歯医者からは、「仮の歯のままでは、隣の歯が虫歯になるので、インプラントにしたほうがいい」と言われたのだそうです。そこで、本当にインプラントが必要なのか疑問になって、私のところにセカンドオピニオンを求めて来ました。

しかもGさんの話には、続きがあります。インプラントを勧められたGさんは、その時に痛みや腫れなど、何の症状もなかったので、その歯医者に「先生、何の症状もないんで

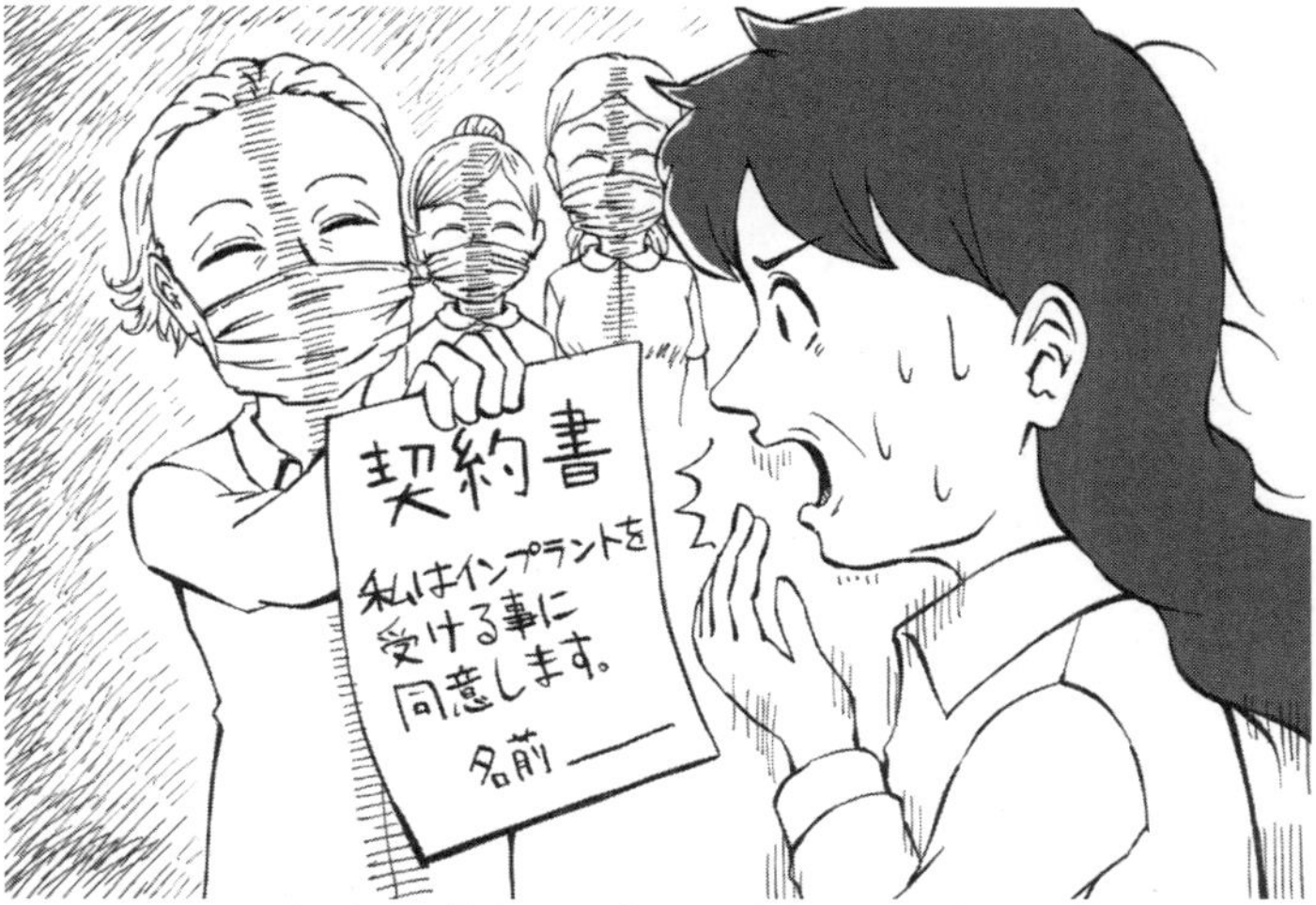
契約書
私はインプラントを
受ける事に
同意します。
名前

いきなり「契約書」を持ち出す医者

すが」と訴えたところ、「いや、そのうちに激痛が起こりますよ」と言われ、そうこうしているうちにGさんの目の前に、インプラントに関する「契約書」が出てきたのだそうです。

Gさんも、もしその時に痛みや腫れなどの症状が少しでもあれば、その歯医者の「そのうちに激痛が起こる」という言葉を信じてしまい、その場でインプラントの契約をしていたかもしれないと言っていました。何の症状もなかったので、とりあえず応急処置だけしてもらい、その場から逃げ帰ってきたそうです。

このGさんのような話は、何も特別なこ

とではありません。特に最近、私のところにやってくる患者さんたちからは、「歯を抜いて、インプラントを入れることを勧められた」という話をよく聞きます。

しかもすぐにインプラントを勧める歯医者に限って、「このままでは歯がダメになる」、「隣の健康な歯が虫歯になる」、「このままではいずれ激痛が起こる」などと言って、患者さんを脅すのです。

私からみると、すぐにインプラントを勧めること自体が、おかしいと思います。なぜなら、例えばGさんのように、抜けたところに歯を入れるにしても、入れる方法はインプラントだけでなく、いろいろな方法があるからです。そうした他の方法を説明もせずに、治療の手順も踏まずに、いきなりインプラントの「契約書」が出てくる歯医者からは、ぜひ逃げてきてほしいと思います。

Gさんの治療を行う場合、私ならまず、「ここに歯がなくて不具合がある」というGさんの主訴をじっくり聞きます。

その上で、抜けたところに歯を入れる方法としては、①インプラント、②入れ歯、③ブリッジ、④抜けたままにしておく、という4つの方法を提示し、必ずそれぞれのメリットとデメリットについて説明します。

さらに私の場合は、そこにかみしめや姿勢の悪さの話をして、最終的な決定は患者さんに委ねます。

Gさんの場合は、特にかみしめや姿勢の悪さなどの症状も見られず、ご本人もインプラントを希望していなかったので、「このままでいいのではないですか」と、仮の歯を接着した状態のままでいることを提案しました。

Gさんはしばらくこのままで様子を見ることにし、「また不具合が出てきたところで、来院します」と言って、とても安心して帰っていきました。

ヒビが入っている歯は、いずれ割れるのか？

都内にお住まいの専業主婦のK子さん（42歳）は、奥歯にヒビが入っていたため、近所の歯医者から、「ヒビの入った歯は、いずれ割れてしまうので、早目に抜いてインプラントにしたほうがいい」と説明されました。

K子さんは「割れるかもしれない」という不安と、本当にその歯を抜いてインプラントにする必要があるかの意見を求めて、私のところを訪れました。

私が診察した限りでは、K子さんにはかみしめの癖がありましたが、その歯が割れる可能性はかなり低いと判断しました。そこでK子さんには次のように説明しました。

「あなたはいつも、このようにかみしめています。そこをかみしめている人の歯には、ヒビが入っている人がたくさんいます。しかし、私は30年以上歯医者をやってきて、転んだりしてその歯を強くぶつけない限り、その歯が割れたと言う人はいません。だから、通常な生活をしていれば、その歯が割れるという可能性は限りなく少なくなります。ましてや抜く必要も全くありませんよ。怖がることはないので、安心してください」

K子さんが最初にかかった歯医者のように、「割れてしまいますよ」と脅すから、患者さんは不安になります。もしK子さんがその歯医者の言うことを鵜《う》呑《の》みにしていたら、不安のあまり健康な歯を1本、失うことになっていました。

私の説明を聞いて、K子さんの表情は瞬く間に明るくなり、とても感謝されました。

4 歯科医院のホームページの甘い誘い

医療機関のホームページとの違いは歴然

歯医者を選ぶ時、みなさんは何を参考にされるのでしょうか。

少し前までは、近所の評判を聞いて、通院するのに便利だから、口コミで「腕のいい歯医者」ということを聞いたから、子どもの学校の指定医だから、などで決める人が多かったと思います。

しかし、今はさすがにネット時代だけあって、口コミといえども、ネットの情報が多くなっているようです。

例えば、「インプラント治療、〇〇駅近辺」などの検索用語を入れてみると、自宅や勤め先などの近くの駅周辺で、通いやすい歯科医院が、いろいろヒットしてくるでしょう。

それらから、これはと思う歯医者のホームページに入ってみると、「インプラントにすれば、一生快適に過ごせる」とか、「入れ歯のわずらわしさから解放される」など、患者さんにとって魅力的な言葉が並んでいるのではないでしょうか。

さらに画面の周りには、審美歯科やホワイトニング、歯列矯正、かみ合わせの調整などの広告がたくさん出てきます。

歯医者側としては、何とか一人でも多くの患者さんを獲得し、その患者さんにいろいろな治療を受けてもらいたいために、さまざまな言葉やきれいな歯並びの写真を並べて、患者さんを取り込もうとしているように、私には思われます。

一方、病院や医院のホームページの画面はどうでしょうか。そこには、病気の症状や治療法について、根拠を示しながら淡々と説明していると思います。少なくとも、「心臓病を当院で治療すれば、健康な生活ができます」などと、抽象的な表現や、主観的な見解はどこにもないでしょう。

しかも、内科や外科などの一般的な医療に関しては、主な病気の治療法には、だいたいガイドライン（標準的治療）が示されているので、そこから逸脱した治療法はできないでしょう。ましてやホームページなどで、「この方法なら必ず治る」などとは書けないし、書いてもありません。

しかし歯科の分野では、治療に関してガイドラインが出ているのは、顎関節症についてだけです。虫歯にも歯周病にも、インプラントでさえも、今のところガイドラインは出ていないのです。

そうすると、どうしても歯医者独自の治療になってしまいがちです。もしその治療法が間違っていれば、被害を受けるのは患者さんです。たとえ歯で命を落とすことがなくても、うまく食べられない、噛めないなどの咀嚼障害が起これば、それこそその患者さんのＱＯＬ（生活の質）は格段と低下します。しかも食べる楽しみが持てないというのは、最も辛いことだと思います。

口コミや「いい歯医者」という本も、じつは巧妙な広告？

歯医者のホームページの誘い文句には乗らなくても、ネットの口コミ情報を信用してしまう人がいます。口コミといえども、決して客観的な評価ばかりではないことは、知っておいてください。

私の知っているある歯科クリニックは、ネットの口コミを良くするために、アルバイトの人に自分のところの評判を書かせているのだそうです。「○○クリニックの○○先生は、○○についてとても詳しく説明してくれました」、「完全予約制で待ち時間もなく、クリニックも白で統一されていて、とても清潔です」などと、やはりここにも美辞麗句が並んでいます。そのためネットの口コミや、タウン誌などの口コミを、本当の患者さんからの評価であると思ってしまってはいけません。

もう一つ注意してほしいのが、「いい病院」とか「いい歯医者」といった類の本や雑誌です。グラビアで取り上げる、ある方面で有名な先生や病院は、広告ではないようですが、中の本文はほとんどが広告です。

私のところにも、何社かの出版社から広告の依頼がきました。1ページが80万円、2分の1ページ（半ページ）が40万円の広告料で、驚くことにどこも広告料が同じでした。いかにも編集部が選んだ、「いい病院」や「評判のいい病院」であると、誤解しそうです。しかし、客観的な調査のデータに基づく評価ならまだしも、特に客観的なデータもなく、ただ「〜にいい先生」とか、「いい病院」という本や雑誌は、広告だと思ったほうがいいでしょう。電話帳に載っている広告と同じです。

5 歯の治療にもインフォームドコンセントが必要だ

一般医療の常識から格段と遅れている歯科医療

先ほどお話ししたホームページの内容についても、治療のガイドラインもそうですが、内科や外科などの一般医療ではすでに常識となっているのに、歯科医療ではいまだにそれが守られていないどころか、多くの施設で実践すらされていないものに、「インフォームドコンセント」があります。

インフォームドコンセントというのは、治療について患者さんに十分に説明し、患者さんもその内容を理解した上で、患者さんが納得して治療に同意することです。

以前、群馬大学医学部附属病院のある医師による、腹腔鏡《ふくくうきょう》を使った肝臓切除手術で、術後、８人もの患者さんが死亡した医療問題では、その医師と説明を受けた患者さんの遺族との間で、インフォームドコンセントが争いになっています。

その医師は、「1時間以上かけて、患者さんとその家族には十分に説明した」と主張していますが、遺族の人たちは、「医師からは『簡単な手術です』、『すぐに退院できますよ』という簡単な説明しか受けていない」と、真っ向から食い違っています。

一般の医療では、事故や問題が起これば、必ずインフォームドコンセントが問われます。しかし、歯科医療の現場では、インフォームドコンセントという言葉は知っていても、まだまだ歯科には無関係だと思っている歯医者も多いのが実情です。

何しろ患者さんが治療用チェアユニットに寝て、口を開けている状態で、これから行う治療の説明をする歯医者がいると聞きます。それでは患者さんは質問するどころか、口を開いた状態では、まともな会話はできないでしょう。

私なら、口の中を診察して、レントゲンなどのデータをそろえてから、患者さんには一度、治療用チェアユニットから降りていただき、私の机の横にある丸椅子に腰かけてもらいます。そして患者さんと私の目線を合わせてから、患者さんの目や表情を見ながら、手順を踏んで治療内容を説明します。さらに、時には絵や図を描いたり、歯型の模型を使ったりしながら、一つの説明に患者さんが理解し、納得してから、次の説明に進みます。

また、患者さんが「歯が痛い」と訴えて来院したものの、虫歯も歯周病も見当たらなければ、「かみ合わせが悪いので、かみ合わせの調整をしましょう」と、患者さんの「歯を削ってください」という同意も得ないまま、安易に歯を削ってしまう歯医者もいます。

あるいは患者さんも知らないうちに、「虫歯ではなくて、かみ合わせが悪いために痛みが出たので、少し削っておきました」などと、大事な歯を勝手に削ってしまう歯医者などは、医療の世界では全く非常識としか言えないでしょう。

例えば、「膝が痛い」と訴え、整形外科を受診した場合、患者さんに何の説明もせずに、「膝に水が溜まっていたので抜いておきました」などと、勝手に患者さんに注射をしたり、メスをいれる医者がいるでしょうか。

しかし、歯医者の中には、健康な歯を勝手に削ることが、まるで自分たちの本来の仕事であると思っている人が、まだまだ多いのです。

患者さんが納得いくまで説明しているか

美容院を経営しているHさん（女性、52歳）は、「左下の奥から2番目の歯の横側の歯肉が腫れる」ということで、紹介されて私のところに来ました。Hさんもやはり、前にかかっていた歯医者では、「歯周病がひどいから、この歯を抜いてインプラントにしましょう」と勧められたそうです。

私はHさんに説明する前に、まず歯肉が腫れる原因を考えます。歯が残っていて歯肉が腫れる原因としては、

①歯の根の先に膿が溜まり、神経が炎症を起こしている

②歯の根が割れている（破折する）

③歯の根が2つに割れている間のところが、歯周病で炎症を起こしている

の3つです。

そこでHさんのレントゲンを診ると、根の先には膿は溜まっておらず、破折もありません。根が2つに分かれているところの骨がややなくなっているので、③が原因であろうと思いました。

Hさんには③の結論だけを説明するのではなく、①～③の可能性と、それを否定する情報を全て提示した上で、「今は歯を抜く必要はなく、まずかみ合わせを正常な状態に戻しましょう」と伝えました。

Hさんのその時の歯は、かみしめて何とかかみ合っている状態です。通常の歯医者では、「腫れを繰り返すほど歯周病が進行しているので、この歯は抜かないとだめです」と短絡的な説明で終わり、今なら「即、インプラント」となるでしょう。

しかし、かみしめを解除せずに、しっかりかみ合っていない状態のままで、インプラントを入れても、「根が割れる→歯肉が腫れる→骨がダメージ受ける」ということが、他の歯にも起こる可能性があり、システムは何ら正常に働かないままです。

そこでHさんには、かみしめの治療をしながら、かみ合わせの高さが低いので、左下の奥歯と右上の奥歯に、プラスチックでかさ上げをして、かみ合う状態に戻していった結果、Hさんも本来の咀嚼ができるようになりました。

さらに、かみしめを治したことで、顔つきまで変わり、「いつもニコニコしているので、いろいろな人が私の周りに寄ってくるようになった」と喜んでいます。

インフォームドコンセントは、十分に時間をかけて説明すればいいわけでなく、患者さんがその説明を理解して、自分で治療方法を決定できるように、さまざまな情報を提供しながら、納得した上で治療にあたる姿勢が大切です。

歯医者の言いなりになってはいけない！

インフォームドコンセントに対する歯医者の意識が低いのなら、患者さんのほうから歯医者に、しっかり説明を求める努力も必要です。結局、あなたの歯を守るのは、あなた自身だからです。

少なくとも「虫歯があるから」と、いきなり削ろうとする歯医者には、「どこがどのように虫歯になっているのですか」と、自分の歯の状態を鏡などで見せてもらってください。

あるいはレントゲン写真を見せてもらってください。

今では口腔内カメラで撮影して、患者さんの口の中の状態や歯を、画面に大きく映し出す機器を持っている歯医者も増えてきています。そうした機器を使えば、ご自分の口の中の様子も、しっかり確認できるでしょう。

また、定期検診に行った時も、3カ月ごとにレントゲン写真を撮ろうとする歯医者に対しては、「この前、レントゲン写真を撮りましたが、また撮る必要がありますか？」と、ご自分から歯医者に聞いてみてください。

もしあなたが5年ぶりに歯医者を受診したのなら、以前の歯の状態と比べるためにレントゲン撮影も必要ですが、３カ月ごとにレントゲン写真を撮るのは、放射線の被曝のほうが心配です。

このように患者さんから歯医者に対し、疑問を投げかけていくことで、無駄な医療費の削減にもつながっていくことでしょう。

そしてこれからの医療は、歯科も含めて、インフォームドコンセントよりも、「インフォームドチョイス」が重要になってくると、私は考えています。

患者さんも、「あそこの歯医者は名医だから」と、ネットの情報や口コミに振り回されないで、まずはこの本のような歯に関する本で勉強した上で、ご自分の勘を大事にしてほしいと思います。

さらに、「腕のいい歯医者」を見つけたからと、それに満足して、全て歯医者にお任せするのではなく、「自分がどのような治療を受けたいのか」、「歯医者にどのように関わってほしいのか」を、真剣に考えてください。

6 歯も大切な臓器の一部である

不安を感じたらセカンドオピニオンを求めよう

セカンドオピニオンを求めるのは、何も「がん」のような重大な病気の時とは限りません。私は治療により、自分の臓器の一部を切り取らなければならないような時や、削ったり切ったりすることで、二度と元の状態に戻らないような場合で、自分では何とかその部分を残したいと考えるのであれば、一人の医師の診断で決めてしまうのではなく、ぜひ他の医師の意見を聞く、「セカンドオピニオン」を求めてほしいと思っています。

歯も大切な臓器の一部です。しかも歯を抜いたら、もう二度とそこには歯は生えてきません。もともと人間は、28本の歯がそろっているように、できているのです。そのため、歯を抜く時も、ぜひセカンドオピニオンを求めてください。

ただ、今では「すぐに歯を抜こうとする歯医者」は、時代遅れであることは、患者さんにもよく知られています。しかし、インプラント治療が一般的になってきた近年、どうも安易に歯を抜いて、インプラントを勧める歯医者が増えてきました。その理由については、前項で詳しくお話ししました。

また、たとえ歯を抜くなど、臓器を失うかどうかの重大な決断でなくても、歯医者の治療方針に不安を感じたら、ぜひ他の歯医者の意見も聞いてみてほしいと思います。

内臓の一部ならセカンドオピニオンを求める人が増えてきているのに、歯ではそれをやらないのは、私にはフシギでなりません。

「いったい私の歯の痛みの原因は何？」

都内の出版社で働く編集者のI子さん（45歳）は、右上の一番奥の歯が痛み出し、会社の近くの歯医者を受診したところ、「上顎洞炎《じょうがくどうえん》」（蓄膿症）と診断され、抗生物質と消炎鎮痛薬（痛み止め）を処方されました。

薬を飲んで痛みは治まったものの、蓄膿症であれば耳鼻科に診てもらったほうがいいと思ったI子さんは、耳鼻科を受診しました。するとそこの医者からは、「上顎洞炎ではない」と言われ、再び最初の歯医者に行き、耳鼻科医の診断を伝えました。

しかし、その歯医者は「レントゲンを撮ったみたところ、上顎洞炎に間違いない」と言い張ります。そこでI子さんは、自分の歯の痛みの原因が何かを知りたいのと、両者の診断の違いに不安になり、セカンドオピニオンを求めて、私のところに来ました。

私はI子さんに、「鼻が詰まるか」、「頭重感があるか」、「目の奥が痛むか」などの一般的な質問をしたところ、I子さんにはそのような症状は全くないということでした。

次にI子さんのレントゲンを撮って診たところ、右上の歯の神経が炎症を起こしていましたが、上顎洞に炎症は見られませんでした。

そこでI子さんには、①明らかに鼻ではなく、歯に原因があること、②歯が原因で上顎洞炎になった人は、私が30年以上歯医者をやってきて2~3人しかいないこと、③I子さんの歯の痛みは、かみしめによる歯の神経の炎症からきていること、の3点を順番を踏まえて説明しました。

そして治療法としては、かみしめに対する認知療法と、脱力をすることを提示しました。

少し話がそれますが、やはりI子さんも日ごろから、一生懸命に歯磨きをしていたにもかかわらず、小さい時から虫歯に悩まされていたそうです。

しかもI子さんのように虫歯に悩まされている人は、周りの人がどの程度、歯磨きをしているのかが気になります。ところがおざなりな磨き方をしているご主人や、歯磨きさえまともにしない子どもたちには、虫歯はありません。そのことが、前々から非常に不思議だったのだそうです。

私はI子さんにも、「かみしめが一番歯に悪さをする」として、結局、かみしめを解消しない限り、どんなに一生懸命に歯磨きをしても、まじめに定期検診に通っていても、虫歯や歯周病になることをお話ししました。

I子さんの場合は、歯を削られることもなく、抗生物質と痛み止めを処方されただけなので、それほどの害はありませんが、ここで「かみ合わせが悪いから」と言われて、I子さんの了解もとらずに歯でも削られてしまったら、もしかしたら第1章で紹介したAさんやDさんのような悲劇が始まっていたかもしれません。

I子さんのようにかみしめの癖のある人の歯は、かみ合っていないことも多く、そこを下手にいじり出すと、全体のバランスが崩れて大変であることは、これまでにも何度もお話ししてきました。

いきなり歯を削り出すような歯医者からは、たとえ診察台に寝かされていたとしても、そこから逃げ出す勇気も必要です。多くの悲劇は診察台で起きているのですから。

7 歯列矯正、審美治療の落とし穴

見た目の良さに騙されてはいけない

前項で子どもたちの虫歯が、激減したお話しをしました。その結果、小児歯科以外の一般の歯科医院では、あまり子どもたちの姿を見かけなくなりました。

また、子どもたちの虫歯が減ったのは、口腔ケアや虫歯予防の啓発活動が進み、親たちの虫歯への意識も高くなったからです。

ところがそうした親たちの、子どもの歯への意識の高さは、子どもたちの歯列矯正という、見た目の良さに向けられているように思います。

一方、歯医者たちも売り上げを伸ばそうと、自費診療であり、利益率の高い矯正治療を勧める傾向にあります。

確かに今の子どもたちは、乳歯がびっしりと隙間なく生えているために、永久歯が並ぶスペースがなく、歯並びの悪い子どもたちも増えています。この原因については、次項でお話しします。

また、かつての日本人は、「八重歯も愛嬌のうち」と見る傾向があったのに、今では歯並びの悪さの代表です。さらに歯並びが悪いと、磨き残しがあったり、歯ブラシがうまく届かずに虫歯になりやすいことが問題とされ、「歯並びは親の責任」というコマーシャルのコピーなどで、我が子の矯正治療をあおります。

その結果、最近では小学校高学年や中学生になると、クラスに1～3人ぐらいは、矯正治療のワイヤーを装着している子どもたちを見かけます。

私の矯正治療についての考えは、安易に健康な歯を抜いて、歯並びを良くしようという歯医者が多いことと、かみしめの癖や姿勢の悪さを治さないで、歯並びだけを良くしようとすることなどの点で、問題が多いと思っています。

矯正治療だけでなく、例えば出っ歯をいきなり大きく削り、かぶせもので奥に引っ込んだように見せる審美治療なども、とにかく「全ての治療は、見た目から入るとおかしくなる」というのが私の考えです。

健康な歯を4本も抜かなくてはいけない矯正のウソ

神奈川県の中学生、J子ちゃん（女性、14歳）は、クラスの友達の多くが矯正をして、歯並びが良くなったので、自分の歯並びも良くしたいと、自宅近くの矯正専門の歯医者で、矯正治療を開始しました。

その歯医者ではJ子ちゃんに、「床矯正」といって、上アゴのピンクの部分を、時間をかけて徐々に広げていく方法を行いました。しかし床矯正は、上アゴを覆う器具を口の中に入れるので、J子ちゃんはその器具を着けるたびに吐き気が治まらず、とうとうその歯医者での矯正治療を断念してしまいました。

しかしJ子ちゃんは、やはり歯並びを良くしたいという気持ちが強く、別の歯医者に行ったところ、そこの歯医者からは上下の小臼歯を4本抜いて、歯がきれいに並ぶスペースをつくる方法を説明されました。

J子ちゃんのお母さんは、「娘は歯を抜いてもいいと言っていますが、私は健康な歯を4本も抜かなくてはいけないのかが疑問です」と、セカンドオピニオンを求めて、私のところに来ました。

そこで私はJ子ちゃんとお母さんに、次のような私の意見を伝えました。

①私は矯正の専門医ではない
②歯を抜くことには反対。歯を抜いていいのは親しらずだけ
③歯を抜くことは、5本ある指を1本なくすことと同じである

そしてとりあえず私のところでは、J子ちゃんのかみ合っていないところに、ワックス（ガムのようなもの）を置いてみたところ、「吐き気はしない」ということです。このようにかみ合わせを調整することで、床矯正も続けられることがあります。J子ちゃんのお母さんも、「床矯正でも良くなるんですね」と、納得して帰っていきました。

なぜ、今の子どもたちの歯並びが悪いのか

今の子どもたちの歯並びが悪いのは、かつての日本人のような丸顔ではなく、細長い顔になってきているからです。

それは栄養状態が良くなったので、長管骨の発育が良くなり、縦方向の成長が促される

からです。その結果、足が長くなり、顔も細長くなり、アゴはU字型からV字型に細長くなってきています。

昔の子どもたちの乳歯には、歯と歯の間に隙間があり、いわゆる「すきっ歯」でした。その隙間は、乳歯よりも大きい永久歯がきれいに並ぶためのスペースです。

それに対し、今の子どもたちのアゴは細長くV字型をしているので、すでに乳歯の段階で隙間がありません。

その細く隙間のないアゴに、乳歯よりも大きい永久歯が28本生えてくるので、当然、横にきれいに並ぶことはできません。その結果、ある歯は前に出たり、ある歯は奥に引っ込んで生えてくるなど、デコボコした歯並びの悪い状態となります。

このように成長期に、永久歯が横にきれいに並べるだけのアゴが成長せずに、歯並びが悪くなったのなら、まず一番考えなくてはいけないのは、成長発達、つまりアゴの成長を促すことです。

従って私なら、歯よりもアゴの成長を促すようなマウスピースを入れることを考えます。マウスピースなら、通常の矯正と違って取り外しができるので、子どもにとっても負担が少ないと思います。こうした治療がいわゆる「原因療法」です。

一方、アゴの成長を促すことなく、とにかく狭いところに大きな永久歯を見栄え良く並ばせるために、健康な歯を抜く矯正が「対処療法」です。

原因療法には、意識の改革や努力が伴いますが、対処療法なら歯医者に委ねるだけでいいので、患者さんにとっては楽と言えば楽でしょう。しかし、それでは「自分の歯は自分で守る」ことはできません。

あなたは「対症療法」を求めるのですか、それとも「原因療法」を求めるのでしょうか。

歯並びが悪くなったのも、何か原因があるはずです。虫歯も結果です。私としては、たとえ虫歯1本であろうとも、いつも原因を探り、根本を治す原因療法を求めるような、賢い患者さんになってほしいと願っています。

見た目だけを気にしてはいけません。「原因」があって「結果」があるのです。

8 歯は「かみ合わせ」が命！

かぶせものの常套句「そのうち慣れますよ」

虫歯を削ってから詰めものをしたり、かぶせものをした時に、赤い紙を噛ませて、歯医者から「カチカチ噛んでください」と言われたと思います。それは詰めたものや、かぶせものの高さの調整をしているのです。

かぶせものを作るのは、かなり精度が要求される作業です。たとえどんなに正確に型を取っても、材料は収縮と膨張を繰り返し、口の中に入れると少し高くなります。ていねいに型を取ろうとすると、膨大な時間がかかります。そのため、多くの歯医者はかぶせたものが当たらないように、低めに作っておきます。

歯医者が取った型から、かぶせものを作る歯科技工士たちは、歯医者から依頼される9割が、きちんとした型が取れていないと言います。「こんなものを口の中に入れてもいいのだろうか」と思うほど、まともな型が取れていないものも多いそうです。

しかし、歯医者に意見を言ったり、逆らうことが立場上できないので、歯科技工士たちは歯医者が取った型通りに、かぶせものを作ります。従って、かぶせものがいい状態で患者さんの口に入ることは、ほとんどないといっていいでしょう。

また、治療用チェアユニットに寝た状態と、患者さんが起き上がった状態では、かぶせものの接触具合も変わってきます。

従って、多くのかぶせものは、かみ合っていない状態でセットされてしまうのですが、患者さんにはそれがわかりません。特に高めで少し強く当たっていても、歯医者はかみ合わせの調整に膨大な時間をかけることができないので、歯医者から「そのうち慣れます」と言われて、患者さんは我慢してしまうのです。

第1章のAさんのケースでも少しお話ししましたが、私はかみ合わせに「慣れる」ということは絶対にないと考えています。患者さんたちはかぶせたところが高くて、強く当たっても、我慢して「慣らされてしまう」のです。

補綴治療は、保険だからいい加減で、自由診療だから大丈夫ということでもありません。

たとえ自由診療でいい材料を使っていても、歯医者の力量がなければ、正確な型も取れなければ、かぶせた後のかみ合わせの調整もできません。

特に自由診療で使うセラミックでかぶせものを作った場合、セラミックはとても硬い材質なので、そんなにすぐに摩耗することはありません。

では、かみ合わせの高さが合っていない場合、患者さんはどこで「慣れる」のでしょうか。一つは歯根膜といって、歯の根のところにある、たった0・1ミリの薄さの細かい血管の網があります。それがいわゆるクッションの役割をしていて、患者さんがかみ合わせるたびに、強い力が歯根膜にかかり、0・1ミリのズレを起こしているのです。

もう一つは、高さが合っていないのに、患者さんは高さを合わせようとして、すごく力を入れる、つまりかみしめます。それによって歯根膜が沈み込むので、患者さんとしては何か合ったような気になってしまうのです。従って、かみ合わせにおいて、「そのうち慣れる」ということは、絶対にあってはいけないことなのです。

かなり精度の高い仕事をしないと、患者さんにピッタリ合うかぶせものはできないのですが、こうした精度の高い仕事をしている歯医者は、全体の1～2割しかいないと、私はみています。

間違った矯正で、「かみ合わせ」に不具合が

受け口の人や出っ歯の人が、矯正で治そうと、歯医者に行ったとします。ところが受け口というと、8割の歯医者が「下アゴが出ている」と診断し、残りの2割の歯医者が「上アゴの劣成長である」、つまり上アゴの成長が下アゴに比べて遅れている、と診断します。

また出っ歯についても、8割の歯医者が「上アゴが出ている」と診断し、2割の歯医者が「下アゴの劣成長である」と診断します。

どちらを主語にするかで、診断も治療も、全く逆になります。通常の歯医者、つまり8割の歯医者は、出っ歯なら上アゴが出ているから、上の左右の第1小臼歯を2本抜いて、さらにどういうわけか下の左右の第1小臼歯2本も抜いて矯正します。

しかし、矯正は骨格の形で診断も治療法も違ってくるので、骨格の勉強をしていれば、受け口は「上アゴの劣成長」であり、出っ歯は「下アゴの劣成長」だと診断するでしょう。

矯正専門医は骨格の勉強をしているはずですが、それでも骨格すら見ない歯医者も多いと聞きます。

さらに矯正すらしないで、見た目を良くする審美治療も問題が多いと言えます。例えば出っ歯を治す場合、神経を取って、歯を大きく削って、そこにかぶせものをして、出ていた歯を奥に引っ込んだように見せかけます。この場合は骨格すら見ていません。また、受け口の人では、かみ合わせの位置を合わせるために、上の前歯を出すこともあります。この場合も、骨格のことは全く考えていません。

このように骨格やアゴの回転も考えないで、見た目だけで矯正するなど、間違った診断や治療法で、かみ合わせに不具合が起こり、さらにかみしめてしまう患者さんが、私のところにやってきます。

かみ合わせがおかしくなった患者さんが、よく訴える不具合は「噛めない」ことです。ステーキなど厚みのあるものは噛めるそうですが、ホウレン草などの薄いものが噛めないというのです。

また「歯科難民」となって私のところにやってきた患者さんは、「骨折のほうがレントゲン写真にしっかり写るので、まだ精神的には割り切れる。かみ合わせの不具合などは、レントゲンにも写らないし、これが原因だとはっきりしないので、不安ばかりが大きくなり、うつになりやすい」ということです。

どうか見た目だけの矯正治療や審美治療には、十分に注意してください。

9 自分の体のサインをキャッチしよう

精神的な不調は歯に現れやすい

仕事で忙しい時、歯肉が腫れるという経験をしたことはありませんか？

あるいは何かトラブルに見舞われた時に、虫歯を治療したところがズキズキと痛むことはないでしょうか？

歯や口の周りに何か症状が出た時、ストレスがかかっていなかったか、風邪などひかなかったか、それとも夫婦喧嘩をしなかったかなど、つい最近、あなたはどんな生活をしていたかを考えてみてください。

かみしめの原因の一つに、ストレスがあるとお話ししました。歯肉が腫れたり、歯が痛くなったのは、仕事や人間関係のストレスにより、あなたは知らず知らずのうちに、かみしめてしまっているのでしょう。

歯の痛みや歯肉の腫れなどの体のサインを早めにキャッチして、歯医者に行く前に、少し仕事をセーブしてみたり、気分転換をするなどして、自分なりのストレス解消に努めてみてください。

そして、首や肩が凝っていないか、姿勢が悪くなっていないかを確認してみましょう。もし、首や肩に凝りを感じたら、理学療法士や整体師らにもみほぐしてもらってもいいでしょうし、自分でストレッチをする、お風呂に入って凝りをほぐすのもいいでしょう。

さらに、かみしめていると思ったら、第4章で紹介するセルフケアで、かみしめを解消してみましょう。

歯や口の中には、患者さんのメンタルな面が現れやすいとも言えます。特にかみしめと精神的なものとは、すごく関係しています。そのため、私は歯医者というのは、患者さんの精神的な変化に、一番気づきやすい職業ではないかと考えています。

賢い患者とは、自分の体のサインに気がつける人

これまで、「自分の歯は自分で守る」とお話ししているように、私は「自分の健康は自分でつくる」ことに気づいた人が、健康になれるのだと思っています。

歯医者は歯を通して、人を健康にするのが使命です。私は歯医者ではありますが、歯を通して多くの人に「かみしめ」に気づいてもらい、かみしめを治すことができれば、歯医者はいらないとも思っています。

それは結局、自分で自分の首を絞めることになるかもしれませんが、それでも仕方がありません。歯や口の周りのトラブルを抱える人たちに、かみしめや姿勢の悪さに気づいてもらい、それを治すことが、私の使命だからです。

どの人も、病院に行かない人生を望んでいます。すでに一般医療では、どうしたら病院に行かなくてもいいのかといった、予防医療にシフトしています。ところが歯科医療は、あいかわらず、「穴を削って、詰めて」という治療を続けています。

今の歯科医療が変わらないのであれば、患者さんが賢くなって、どうしたら歯医者に行かなくてもいいかを考えてほしいのです。

そのために患者さんにやってほしいことは、かみしめの癖を治し、姿勢の悪さを治すことです。これらについては、次章以降で詳しくお話しします。

10 私が考える「良い歯医者」とは

患者さんの訴えをしっかり聞いてくれる

歯科クリニックの外で人に会うと、よく「良い歯医者を教えてほしい」と言われることがあります。

しかし私から見て、虫歯から歯周病、顎関節症、インプラントの技術、かみしめまで考えて診てくれるなど、トータルで「良い歯医者」と言える人は、ほとんどいません。

そこで、私が考える「良い歯医者」、つまり私が「良い歯医者」になりたいと思って実践している、努力していることについてお話しします。

まず、患者さんの「主訴」をしっかり聞いてくれるか、私はそれを一番大切にしています。

私は患者さんが歯医者に何を求めているのか、それを明確にすべきだと思っているからです。定期検診と称して、患者さんが求めてもいないのに、毎回、レントゲンを撮る必要があるでしょうか。

例えば、患者さんから痛みの訴えがなく、レントゲンの写真で見ても特に異常が認められなければ、私はそれ以上、何もしません。どこも治療する必要がないからです。

先日、高校時代の先輩が、私のところに歯のチェックをしてほしいとやってきました。その先輩の「主訴」はそれだけです。

先輩は特に歯や口の中に不具合があるわけでもなく、レントゲンにも問題がありませんでした。ただ、歯石除去だけして終わり、「特に治療するところはありませんよ」と伝えたら、「お前はいいヤツだな」と妙に感心されました。

その先輩が言うには、他の歯医者では定期検診でも、やたらCTを撮ろうとするのだそうです。

私のところには、他の歯医者で悲惨な目に遇って、やっとの思いで来る、いわゆる「歯科難民」と言われる患者さんも多くやってきます。そうした患者さんは、歯医者に対する猜疑心や敵対心は、相当なものです。

そのため、私の治療用チェアユニットには、歯を削る道具はついていません。そして患者さんには、「僕は口の中を診るけれど、いきなり歯を削ることはしないから、安心してくださいね」とお話しします。

そしてちょっとした虫歯ならば、治療用チェアユニットを倒す前に、患者さんの「主訴」をじっくり聞いてから、カルテを書きます。

その後、必要ならばレントゲンを撮り、患者さんに虫歯とレントゲンを確認してもらった上で、治療に入ります。

こうした最低限の当たり前の手順が、今の歯医者の多くで行われていないことが、非常に残念であり、多くの歯医者が、患者さんの「主訴」とは違うことをやろうとすることが問題です。

インフォームドコンセントのところでもお話ししましたが、十分な説明をしたら、最後は患者さんが納得できるかどうかです。歯医者が患者さんを説得するのではないからです。

患者さんに納得してもらえるためには、まずは患者さんが何を求めて歯医者に来ているのかをじっくり聞かなければ、始まらないでしょう。

「わからないこと」を「わからない」と正直に言う

また、良い歯医者とは、「〜でなければならない」と決めつけない人です。今、歯科の中で、「こうでなければならない」ということに対して、私は非常に懐疑的です。だから私の場合は、患者さんに「何もしない」、「何の治療もしない」という選択肢も提示します。

お母さん方から、「先生、フッ素についてどう思いますか」と、時々、聞かれることがあります。

歯科の教科書には、虫歯予防のために子どもの歯にフッ素を塗ったほうがいいと書かれています。ある小児歯科医は、「フッ素を塗らなければならない」と強調していました。しかしネットで調べてみると、フッ素の体への害がいろいろ書かれています。

一方、歯医者で1回に使うフッ素の量は、お茶1リットルを飲んだフッ素の量と同じです。そのため、お母さん方には、そういうお話しをした上で、「それならお茶を飲んだほうがいいのではないですか」と、私の考えを伝えています。

歯医者だから、医者だから、自分がベストだと思う治療法を、患者さんに押し付けるのではなく、患者さんが治療について知りたいと思うことに対して、メリットやデメリットをしっかり伝えて、最終的にどの治療法を選ぶのか、患者さんが自分で決められるように導くことができることが、良い歯医者と言えるのではないでしょうか。

　そして、多くの歯医者に言いたいのは、もしわからないことがあったら、絶対に手をつけないでもらいたいということです。

　これまでも何度もお話ししてきたように、今の多くの歯医者は、虫歯や歯周病以外の歯の痛みに対して、ほとんど情報を持っていません。そのため患者さんが痛みを訴えて来院すると、虫歯がなくても削ったり、かみ合わせが悪いといっては削ってしまいます。

　しかし、下手に歯を削られた故に、そこから「歯科難民」となった人たちをたくさん診てきました。医者だから、歯医者だからと、わからないのにわかったふりをして、何かをすることが一番危険です。

　歯医者といえども、歯や口の中のことでも、わからないことはあります。その時にわからないまま、とりあえず治療をするのではなく、「わからないことはわからない」と患者さんに正直に言えるのが、「良い歯医者」であると私は思います。

　さらに患者さんも、歯医者に行けば何かをしてくれると思っていてはいけません。自分で納得できた治療だけ受けるようにすることが、求められています。

第2章のポイント

1 歯間ブラシは歯肉を傷つける危険性あり。プラーク（歯垢）を完全には取れない

2 患者獲得のセールストークには注意して聞こう！

3 「歯周病予防には定期的な歯石取りを！」これは科学的根拠なし

4 予防歯科をやっている歯科医院はリピーター客目当て？

5 すぐにインプラントをすすめる医院には御用心

6 ホームページの甘い誘いに気をつけよう

7 見た目だけ気にしてもダメ。「原因」があって「結果」がある

8 自分のシグナル（忙しくなったとき、歯肉が腫れるとか）をよく知ろう

8 「フッ素で虫歯予防」はとんだ勘違い

第3章

不快症状を
根本から治す
私の歯科治療

「触診」のポイントはここだ！

1 まずは患者さんの全身を観察する

診察台に寝かせて待たせるのはもってのほか

これまでに繰り返しお話ししてきましたが、「森を見ずに木ばかり見る歯医者」、つまり患者さんの歯しか診ない歯医者は、かなりの勉強不足であり、時代遅れとも言えるでしょう。

歯科予防の啓発活動に力を入れ、現在の歯の定期検診のシステムを、日本に定着させたある有名な先生でさえも、かつてはあれだけ歯ブラシの必要性を唱えていたのに、今では歯に与える力、つまりかみしめが虫歯や歯周病の原因であると気づいています。

ただし、その力をどのようにコントロールしていいのか、どの歯医者もわからないのが実情です。しかも、まだどんな歯科の教科書にもその答えは出てきません。

そこで、私が20年近くかみしめに注目し、さらに姿勢の悪さも考慮した、私独自の診察や治療法を、これから具体的に紹介します。

私はまず、患者さんが診察室に入ってくる様子や、全身を観察します。なぜなら、患者さんの歩き方や立ち姿のバランス、顔の表情や全体の雰囲気などで、ある程度、かみしめや姿勢の悪さなどが、推測できるからです。

例えば、患者さんの体の傾きはどうなのか、肩の位置や首の傾きなどから、「首が左に傾いているな」とか、「猫背になっているな」などから、「おそらく、歯のあのあたりに、こういう問題を抱えているだろう」などと、大雑把なあたりをつけておくことができます。

特にかみしめや姿勢の悪さがある人は、多くの人に共通のパターンがあります。そのため、立ち姿や歩く様子の観察が大切なのです。

患者さんの多い歯科医院では、患者さんを治療用チェアユニットに横にさせて、待ってもらっているところも多いと聞きます。

そして、例えば前の患者さんの麻酔が効いてくる時間を利用して、次の患者さんの歯を診るなど、流れ作業的に患者さんの歯を診ている歯医者もいます。それでは、やはり「木ばかり見る歯医者」と言われても、仕方ないでしょう。

しかし今や、患者さんが次々と訪れるような、大繁盛している歯科医院はほとんどないでしょう。大半の歯科医院が完全予約制で、一人の患者さんに割ける時間も、長くなっているのではないでしょうか。とすれば、歯医者には少なくとも、患者さんの全身を観察してもらいたいものです。

また、最近は内科や外科など一般医療の医院や病院でも、診察室に入ってきた患者さんに声をかけるどころか、目も合わせず、ましてや顔色や体の具合を推し量ることもなく、机の上にあるパソコンの画面を見続けている医師がいると聞きます。

そしてその医師たちが見るのは、検査データやカルテの記録ばかり。これでは、患者さんを取り間違えても、わからないのではないでしょうか。やはりこうした医師には、歯医者と同様、患者さんが選ばないようにして、正しい診察の仕方を要求していく必要があるのではないかと思います。

さて、通常の歯医者なら、患者さんが治療用チェアユニットに横になったら、すぐに口を開けてもらい、口の中を診ることでしょう。しかし私は、患者さんに治療用チェアユニットではなく、診察室の机の横にある、丸椅子に座ってもらい、まずは患者さんの「主訴」を聞きます。

なぜなら、それは、私が一番大切にしているのは、患者さんの「主訴」だからです。それを聞く前に患者さんの口の中を診てしまうと、歯科治療の先入観で患者さんを診てしまうこともあるので、それを防ぐためです。

2 「主訴」をじっくり聞く

患者さんも訴えたいことを明確にしておくこと

私が治療において、一番大切にしていることは、患者さんの「主訴」であることは、これまでも何度もお伝えしてきました。

繰り返しになりますが、「主訴」とは患者さんが何を一番強く訴えたいか、ということです。

しかも「主訴」とは、症状を伝えるだけでなく、その症状をどのようにしてほしいのか、歯医者、つまり私とどのように関わりたいのかまで、患者さんは明確にしてきてほしいと思います。

例えば、歯が痛むなら、いったいそれはいつごろから痛んで、どのように痛むか。その痛みをどうしてほしいのか。歯の痛み以外に気になるところはないか、などです。

第1章で紹介したAさんは、これまで自分がどのような治療を受け、その結果、どうな

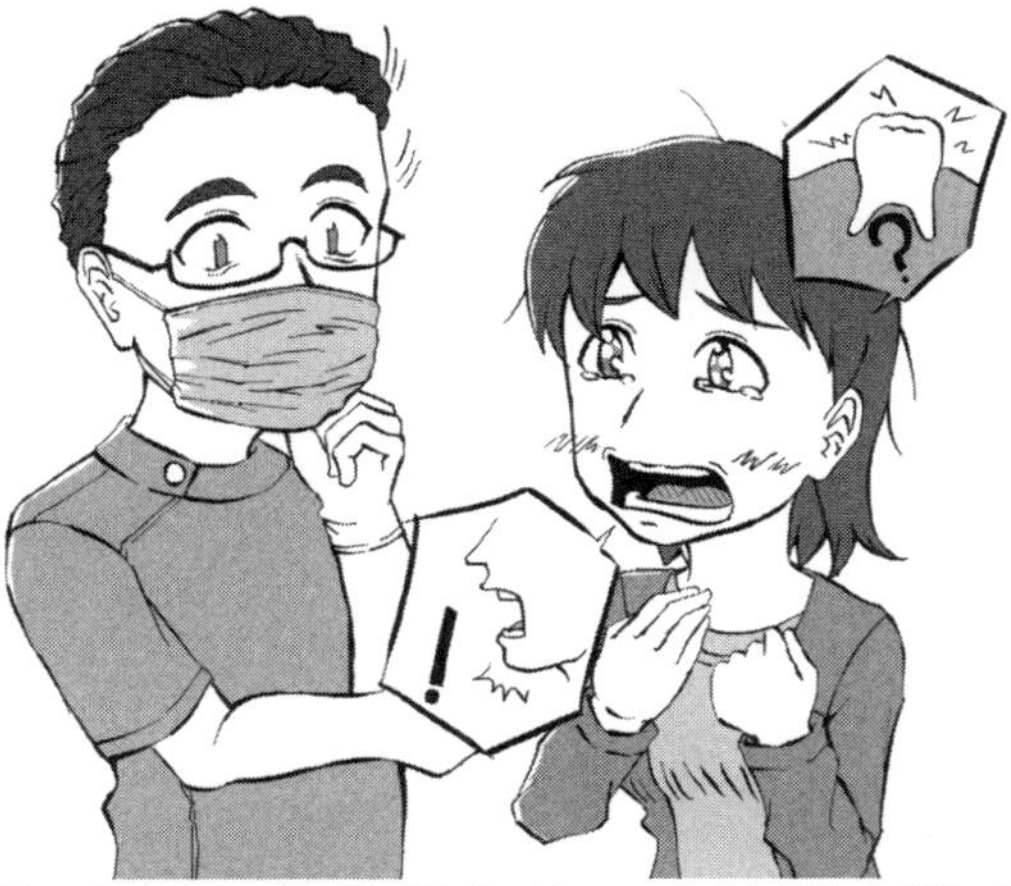

「主訴」を伝える患者とじっくり話を聞く医者

ったのか。それによって自分がどのように困っているかを、私に強く訴えたかったのでしょう。これまで20年間、12件にわたる歯医者での治療経過を、時系列で紙に書き出してきてくれました（19頁参照）。

また、私はセカンドオピニオンを求められた場合は、やはりそれまでかかっていた歯医者での治療経過を聞くとともに、その患者さんが私にはどうしてほしいのかも聞いていきます。

私の意見を聞くだけでいいのか、あるいは応急処置として、私のところでの治療を求めるのか、さらにかみしめがある場合は、その治療も必要なのか、などです。

先日、私のクリニックの近くでお店を営んでいる、ある高齢の男性がやってきました。彼の「主訴」は、前歯が1本、抜けたままになっているところを、何とかしたいということでした。しかし、彼の訴えはそれだけではありません。

抜けたところにはインプラントも入れたくないし、入れ歯もブリッジも嫌だと言うのです。そこで私は、私のところにあった入れ歯に使う歯を、そこに入れて左右の歯に接着させ、そして、「もしその仮歯が取れたら、また来院してください」ということで、納得してもらいました。

たったそれだけのことですが、その男性患者さんにはとても喜ばれました。

患者さんの「主訴」をじっくり聞き、いかに患者さんのニーズに合った治療をするかが、大切です。

3 横たわった状態のゆがみを確認する

姿勢の悪さが寝姿に現れる

さて、患者さんの「主訴」を聞いたら、次に治療用チェアユニットに座ってもらいます。しかし、まだ口は開いてもらいません。「まっすぐ仰向けになってください」と声をかけ、チェアユニットを倒して、横になった患者さんの全身の様子を観察します。

横になった体には、姿勢の悪さがある患者さんなら、患者さんが意識していなくても、それが横たわった姿に現れてきます。

一般的な姿勢の悪さとしては、顔が右に傾き、右肩が少し浮き上がるパターンが多いのですが、そうした姿勢の悪さのある患者さんの寝姿では、頭が右に少し傾き、右肩も少し浮き上がっているのが観察できます。

このとき、仰向けになっている患者さんの頭の下に、両手を入れてみます。そうすると、頭部が傾いている人は、頭の下の左右に「圧」の違いが確認できます。患者さんにも、その「圧」の違いがわかるので、頭が傾いていることが実感できます。

次に、私は背中の筋肉にも触れてみます。すると、頭部が右に傾いている人は、左の背中の筋肉にハリがあることがわかります。

頭部の傾きと、背中の筋肉のハリを確認したら、今度は患者さんの足を確認します。姿勢の悪さがあり、例えば頭が右に傾いている人は、左足先の開きのほうが大きくなっています。

ちなみに、姿勢の悪さがなければ、足先の開きは左右均等です。

頭部の傾きと足の開きを見る法

●（頭のチェック）

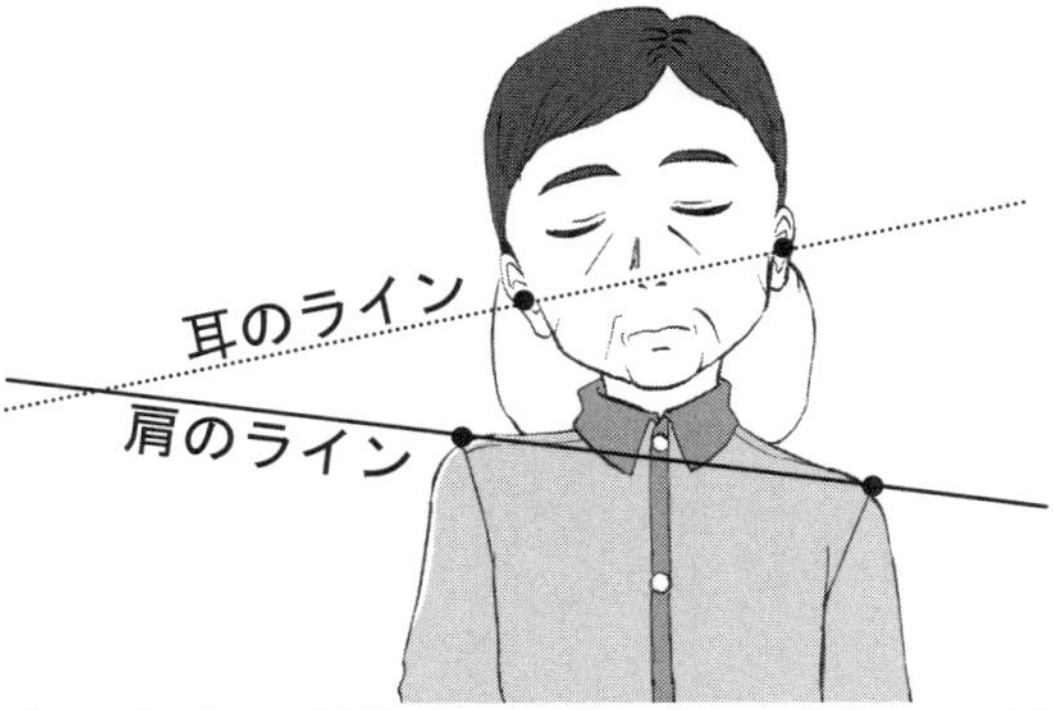

もっとも一般的なゆがみ方のパターンは、顔が右に傾き、右肩が少し浮き上がっている

●（足のチェック）

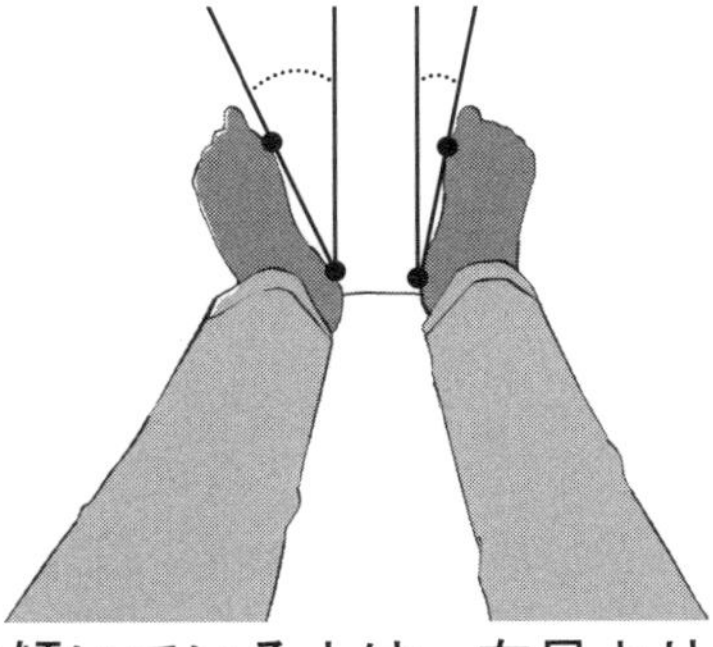

頭が右に傾いている人は、右足よりも、左足の開きのほうが大きくなる

4 顔を触診する

耳、小鼻、頬骨、フェイスラインのずれを確認

患者さんの寝姿で姿勢の悪さを確認したら、今度はチェアユニットに仰向けになったままで、患者さんの顔を触診します。この時点でも、まだ患者さんの口の中は診ません。まずは、耳の位置のずれを確認します。そのために、私の小指を患者さんの両方の耳の中に、軽く入れてみます。もし頭部が右に傾いていれば、右耳も左耳より下の位置にあり、耳のずれが確認できます。

次は医学的には「鼻翼」と言われる小鼻に、私の両手の人差し指を置いて、左右の位置のずれを確認します。同様に両目の上のくぼみ、左右の頬骨、左右のフェイスラインにも軽く触れながら、位置や角度のずれを確認していきます。

このような顔の部分を触診することで、頭部や首の関節のゆがみを、細かく把握することができます。また、患者さんも私に触られることで、左右のバランスを意識するため、自

耳、小鼻、頬骨、フェイスラインを確認

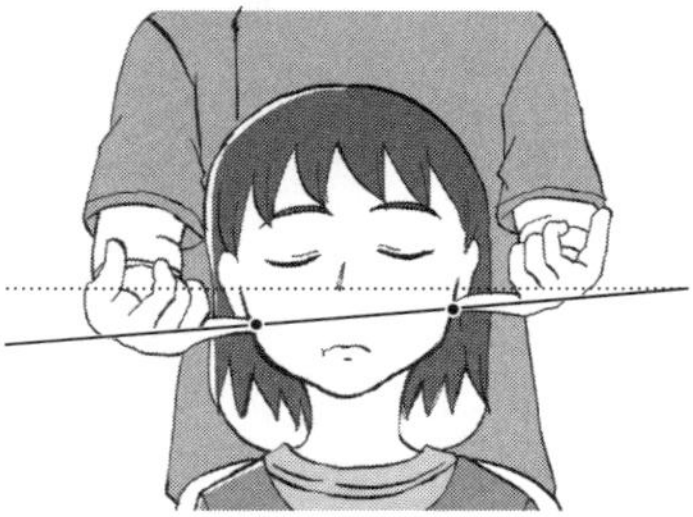
耳の位置のずれを確認

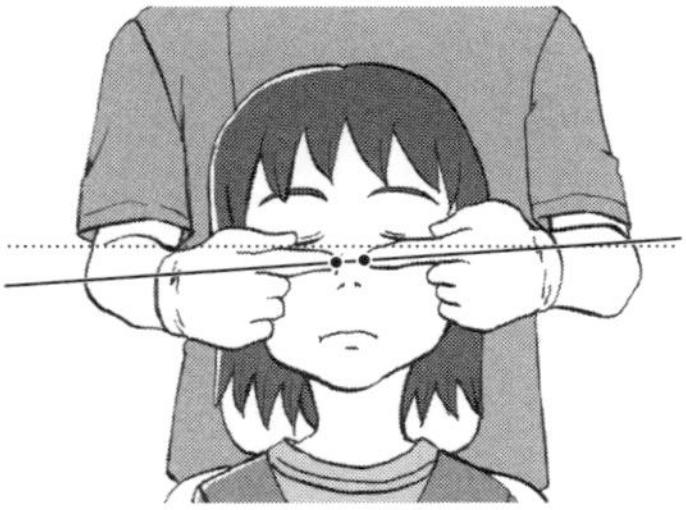
鼻翼（小鼻）の位置のずれを確認

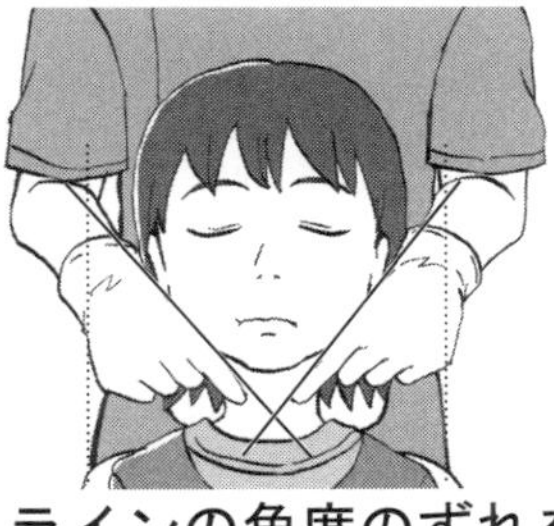
フェイスラインの角度のずれを確認

分の顔のゆがみがあることがわかります。

顔の筋肉の一部が硬くなっていないか

顔の触診をしたら、次はアゴの関節を触診します。

アゴの関節（顎関節）は、人間の関節の中でも、最も独特の形状をしています。肩や膝など他の関節は、左右の骨にそれぞれ関節がついていますが、アゴは一つの骨体《こったい》に左右の二つの関節がついているのです。

また、アゴの関節の動きも独特です。手首の関節の動きは回転だけですが、アゴの関節は、一つの関節で回転と滑走という二つの動きをしています。口を大きく開けるためには、回転だけでなく、滑走が必要だからです。

そのため、アゴの左右の回転軸がずれていないか、おかしな動きをしていないか、「カクカク」といった異音がしないかなど、患者さんの自覚症状を聞きながら、アゴの関節の動きを確認します。

アゴを動かしたり、胸と肩の中心を確認

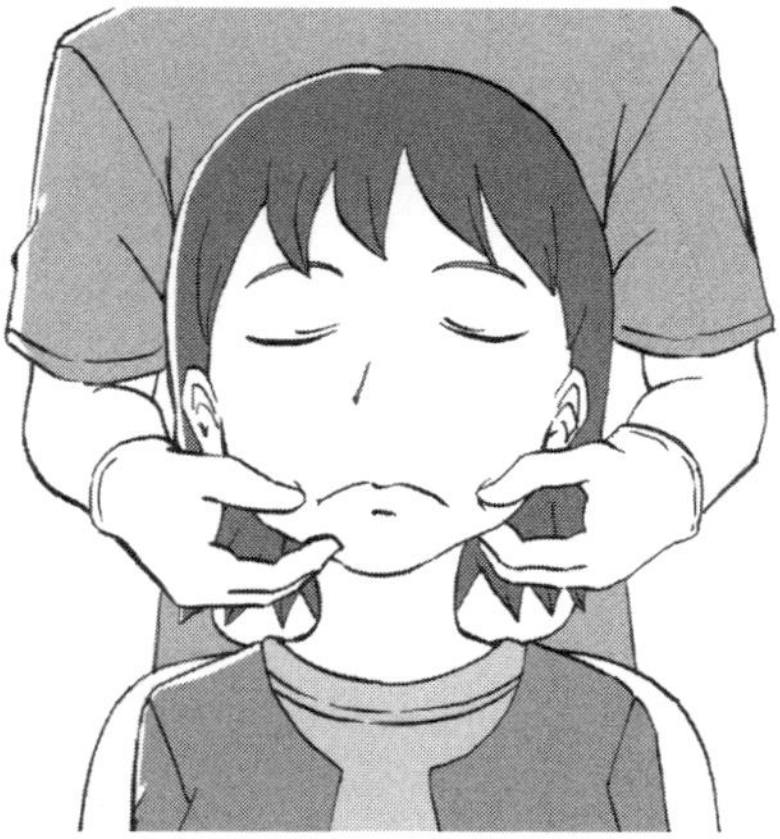

咬筋などのハリのチェック

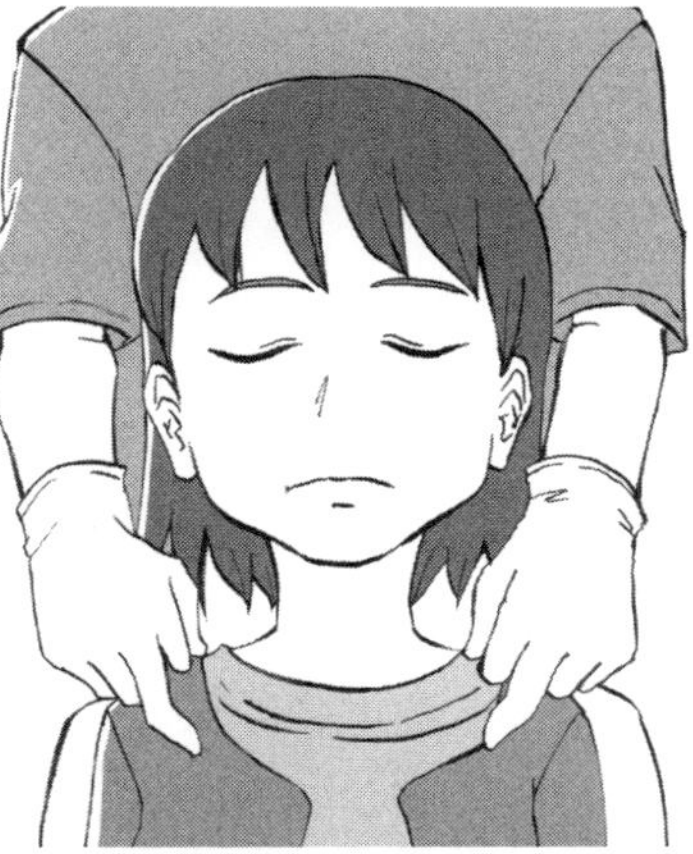

頸腕神経叢を確認

アゴを動かしたり、アゴを支える筋肉には、側頭部の側頭筋や咬筋《こうきん》、口の中にある口輪筋《こうりんきん》、内側翼突筋《ないそくよくとっきん》、外側翼突筋《がいそくよくとっきん》、アゴの下にある顎二頭筋《がくにとうきん》などがあります。これらの筋肉にも軽く触れます。

また、頭部を支える役割をしている胸鎖乳突筋《きょうとにゅうとっきん》や頸腕神経叢《けいわんしんけいそう》が、胸と肩の中間にあるので、そこにも軽く触れてみます。

これらの筋肉に触れてみると、かみしめや姿勢の悪さ、顎関節症などがある人は、これらの一部の筋肉が緊張するので、硬くなっています。従って、触診によってどの筋肉が硬くなっているかを確認します。

触診にはほとんど力を入れていませんが、私が触ると、触った部分が凝っていると感じる人や、中には私が軽く触れただけで、悲鳴を上げるぐらい痛がる人もいます。それだけその部分の筋肉が、非常に緊張しているといえます。

一方、緊張して凝っている筋肉を、触診によって軽く押すために、筋肉の緊張が緩和されることがよくあります。そのため、姿勢の悪さの程度が軽い患者さんの場合は、触診を受けただけで、それまでの不快な症状がなくなってしまう人もいます。

ここまでの診察は、ほんの数分で終わります。

これまでに行った全身の観察や、顔や首の触診により、患者さんの姿勢の悪さについて、だいたい把握でき、原因を頭の中に思い描くことができます。そうしてからやっと、患者さんの口の中を診ていきます。そこには、これらの原因の結果が現れています。

例えば、患者さんの歯には虫歯や歯周病があったり、奥歯にヒビが入っていたり、知覚過敏を起こしていたり、などです。虫歯や歯周病の場合は、どの程度のステージか、歯周ポケットはどのくらいの深さかなども、把握します。そうして最後に、口腔内のレントゲンを撮って、その画像を確認したら、診察は終わりです。

姿勢の悪さと、口腔の内外の状態を総合的に把握し、私なり診断をつけます。そして、再び患者さんに診察室の丸椅子に座ってもらい、今後の治療内容について、患者さんと話し合って、決めていきます。

5 ティース・アパート法と認知療法の実践を指導する

歯と歯を放し、舌を上アゴにつける

私の触診だけで、凝りなどの症状が改善されるほどかみしめの程度の軽い患者さんの場合で、特に虫歯や歯周病などが見られない患者さんは、日常生活での注意点をお話しするだけで、それ以上の治療が必要なくなることもあります。

患者さんにとっても、それまでの診察の過程で、ある程度、自分のかみしめや姿勢の悪さについて認識できているので、無駄な治療をせずに、患者さん方にはとても喜ばれています。

歯医者の治療が好きな患者さんはいません。嫌いだから、痛い思いをするのが嫌だから、日ごろからていねいにブラッシングをしたり、定期的に歯科検診に通っているのに、歯が痛くなってしまう患者さんにとっては、日常の生活での注意で、歯や口の周りのトラブルが解消されるというのが、驚きでもあるようです。

その日常での注意点の一つが、ティース・アパート法の実践です。

これは、日ごろから歯と歯は少し離して、舌を上アゴにつけるようにすること（31頁図参照）です。かみしめの癖のある人には、これが正常な状態であることを知らない人が多いのです。

それに認知療法といって、まずは自分でかみしめていることに、気づくこと。そして、かみしめていることに気づいたら、その都度、頬の筋肉をゆるめるようにし、自分の歯と歯を離し、舌を上アゴにつけるように意識することです。

すでにかみしめが癖になってしまっていると、無意識のうちにかみしめていることがあります。そのため、「かみしめ厳禁」あるいは「かみしめ」などと書いた紙やメモを、家の中の目につくところに貼っておき、それを見るたびに、かみしめていないかを確認するようにします。

ストレスなど精神的なものでかみしめてしまうこともありますが、かみしめの大きな原因は姿勢の悪さです。従って、姿勢の悪さが解消しなければ、ティース・アパート法の実践と認知療法だけでは、再びかみしめてしまう危険性があります。

かみしめの背景に姿勢の悪さがある人は、それによるゆがみを同時に解消する必要があります。

傾いた土台のままで治療しても意味がない

傾いた土台に建てた家は、たとえどんなに高級な材料を使っても、優れた技術を持つ大工に建ててもらっても、いずれは傾いてきます。

歯も同じで、傾いた土台、つまり姿勢の悪さや、アゴの骨などがゆがんだ状態のままでいれば、当然、かみしめも解消されません。

しかもアゴの骨がゆがんでいれば、かみ合わせも狂ってくるので、歯をいくら治療しても、また歯にトラブルが生じてきます。

そのため、姿勢の悪い人は、まずそのゆがみを治すことを優先させます。

特に、咀嚼障害があり、かみ合わせの調整が必要な場合や、顎関節症の治療、歯列矯正、

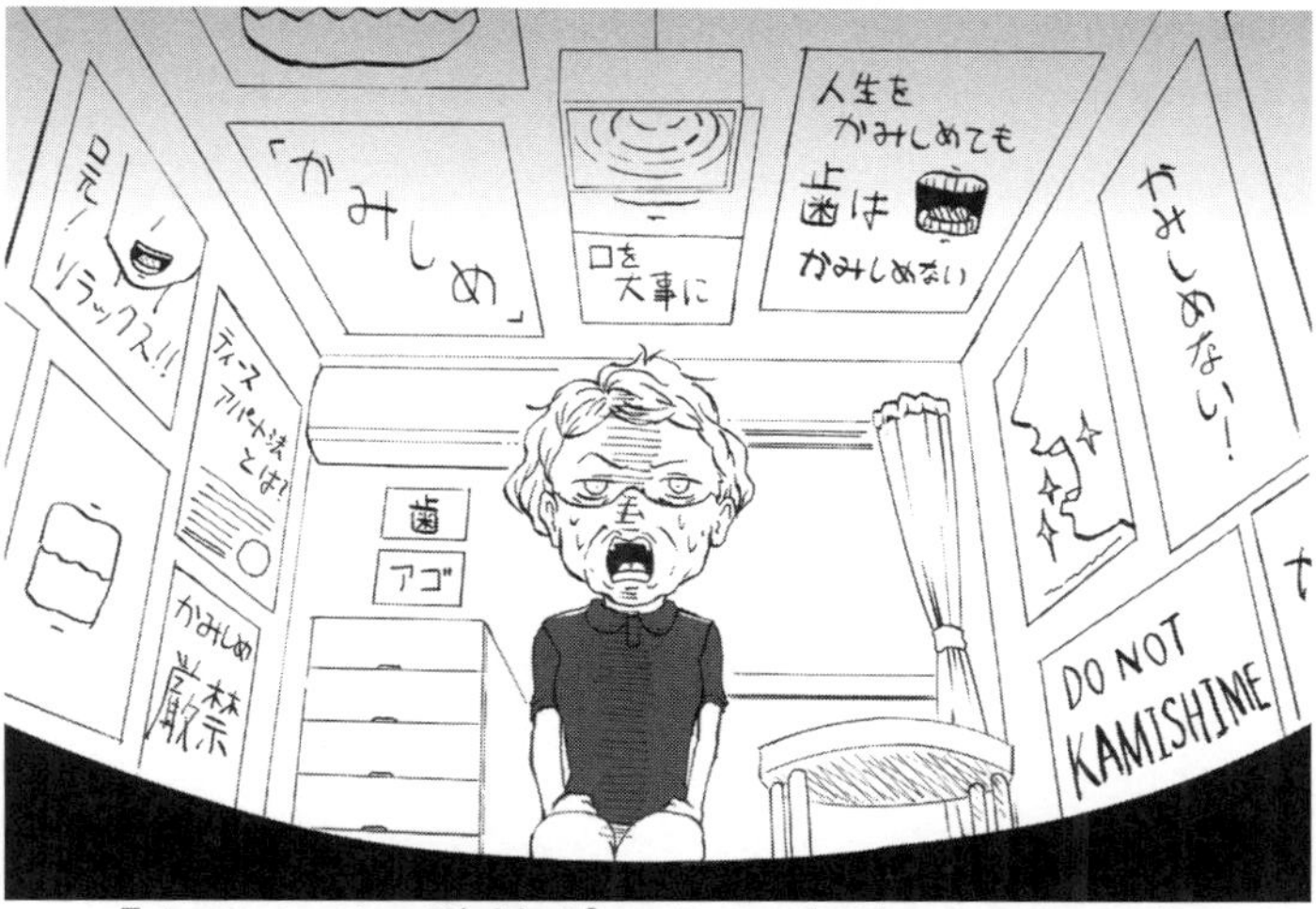
人生を
かみしめても
歯は
かみしめない
かみしめない!
「かみしめ」
口を
大事に
リラックス!!
ティース
アパート法
とは!?
歯
アゴ
かみしめ
厳禁
DO NOT
KAMISHIME

「かみしめ」厳禁ポスターを貼っておこう

入れ歯やインプラントなどの義歯を入れる治療は、私の場合は、まずは土台がしっかりするまでは、原則として治療しないようにしています。

ただし、虫歯や歯周病がある場合、歯根の破損がある場合は、応急処置として、同時に治療を進めていきます。

なぜなら、姿勢の悪さの矯正には、非常に時間がかかる場合もあり、虫歯や歯周病は、時間の経過とともに進行してしまうからです。

歯根の破損も、そのままにしておくと、かみしめによる圧力で、さらに破損してしまう場合があります。

テーラーメイドの治療は保険診療の対象外

これまでお話ししてきた、私のようなかみしめや姿勢の悪さまで考慮したテーラーメイドの治療は、現在では保険診療の対象外です。そのため、私のクリニックでは、虫歯や歯周病の治療も含め、すべて自由診療で行っています。

顎関節症については、日本の顎関節学会による初期治療ガイドラインが出ているので、保険診療で行う歯科医院もあるかもしれません。ただし、保険診療で行えるのは、スプリント作成のみでしばらく対応をみるという、初期治療で留まってしまいます。

スプリントとは、顎関節症の治療に用いられるマウスピースのことで、夜寝る時に装着することが多いです。バイトプレートと呼ばれることもあります。

ただし、前にもお話ししましたが、顎関節症についてしっかり勉強し、ガイドラインに基づいて治療できる街の歯医者は、まだまだ少ないのが現状です。

ガイドラインでは、いきなり歯を削るようなかみ合わせの調整は、さまざまな重い症状を生じるリスクがあるので、できるだけ避けるべき治療であるとしています。もし、あなたがアゴの痛みがあって歯医者に行った時、顎関節症だからとすぐにかみ合わせの調整をしようとする歯医者は、これらの新しいガイドラインについての認識がなく、不勉強な歯医者とみなしていいでしょう。

私はかみしめや姿勢の悪さを効果的に治していくためには、歯医者だけでなく、理学療法士や、場合によっては整形外科医との連携も必要だと考えています。こうした診療科をまたいだテーラーメイドの治療は、現在の保険診療では行えないのです。

このような事情から、もし虫歯や歯周病以外の歯の痛みや口の周りのトラブルを効果的に治療したいのなら、自由診療にならざるを得ないことを、知っておいてもらえればと思います。

6 理学療法や整形外科的な治療を並行する

歯の治療にも医療連携が必要だ

現在、一般の医療の分野では、診療科をまたぎ、さまざまな専門職がチームをつくり、一人の患者さんの治療にあたる、チーム医療が当たり前になってきました。

例えば、あるがん患者さんに対して、がんを切除する場合は外科に、抗がん剤の治療はがん化学療法科が、さらに抗がん剤の副作用で皮膚障害が出た場合は皮膚科に、精神的なフォローは精神腫瘍科が、栄養状態の悪い場合は栄養サポートチームが介入する、などです。

しかし、歯科医療の分野は、一般の医療に比べ、歯医者の意識もかなり遅れていることは、すでにお話ししました。

私は歯の治療にも、医療連携が必要だと考えています。特にかみしめを引き起こすような姿勢の悪さの解消には、歯医者の私の力だけでは不十分です。

そこで、私と志を同じくする理学療法士の方々との、協力体制を取っています。

理学療法士とは、病気やケガ、事故などで体に後遺症や障害がある人に対して、機能訓練や運動療法を中心に、リハビリテーションを行う医療従事者で、国家資格です。指定の学校に通い、専門の勉強を修了しているために、豊富な医療知識を有した、体の機能回復のスペシャリストと言えるでしょう。

私が診察で把握した、患者さんの姿勢の悪さを理学療法士に伝え、患者さんにはその理学療法士が開業する医院で、理学療法的な治療を受けてもらいます。

ただし、その医院で姿勢の悪さを矯正する治療についても、原則として自由診療になります。

また、患者さんの姿勢の悪さが、明らかな関節の病気や、骨の病気からきている場合には、その場合は連携している整形外科の医師に患者さんを紹介し、そこで診察を受けてもらいます。あるいは、患者さんのかかりつけの病院があれば、そちらでの整形外科的な治療を行ってもらうこともあります。

筋肉の緊張リリースと顎関節の安定化

このような理学療法的、あるいは整形外科的な治療が終了した患者さんには、この段階でもう一度、患者さんの希望を確認します。

例えば、私のところでこのまま本格的な歯科治療を行うのか、歯列矯正などを行うのか、などです。

姿勢の悪さが解消されると、それまで悩まされていた頭痛や肩こり、首のこりなど、口の周りのさまざまな不快な症状が改善されます。そのため、多少の症状が残っていても、現在の状態を悪化させる恐れがない場合は、患者さんの希望があれば、この時点で治療を終了することもあります。

そして、患者さんが引き続き治療を希望する場合は、歯科的な治療に入る前に、次の二つのことを行います。

まず一つが、「口周りの筋肉の緊張リリース（解き放す）」です。

歯をかみしめる時に使う筋肉を「咬筋《こうきん》」と言います。食事をする時に、例えば右側の歯ばかりで噛むなど、「片噛み」の癖があると、右側の咬筋だけが緊張した状態のままになります。

従って片噛みを続けていると、長期的に上アゴの骨に左右差が生じ、これによりたとえ姿勢の悪さが解消されても、咬筋の緊張は残ってしまいます。

そこで、本格的な歯科治療に入る前に、この咬筋の緊張をリリースする必要があります。その方法は、「口膨らまし」や「口の中の親指マッサージ」です。これらの具体的なやり方については、第4章で説明します。

もう一つが、「顎関節の安定化」です。

姿勢の悪さが解消されて、かみしめない状態になっても、まだ顎関節は完全に安定しているとはいえません。それは長く続いた片噛みの癖や姿勢の悪さにより、イレギュラーな力が加わると、また傾いたり、ずれたりすることがあるからです。

そのため私は2種類のスプリント（マウスピース）を使って、顎関節の安定化を図っています。

スプリントの一つは、緊張している咬筋や側頭筋、口輪筋などの口周りの筋肉の緊張をリリースするためのものです。このスプリントを使用することで、かみ合わせの位置が上がるので、咬筋を伸ばすことができ、万が一かみしめても、奥歯を保護することができます。

もう一つのスプリントは、安定した顎関節を、その位置に定着させるためのものです。この2種類のスプリントは、どちらも睡眠時に使用します。

また、顎関節症の患者さんの、症状を取る根本治療にも、この2種類のスプリントを使用して行います。

7 かみ合わせの調整をする

かみ合わせの調整には、型取りと咬合器は必須

かみ合わせの調整に入る前に、私は必ず石膏で口腔内の型取りを行い、石膏模型を咬合器に装着させて、口腔内の様子を細かく観察します。

口の中は、通常は正面からしか観察できませんが、石膏で型取りした石膏模型を、咬合器という器具に装着させると、口腔内を立体的に、さまざまな角度から観察できます。特にかみ合わせは、髪の毛1本というわずかな誤差でさえも、咬合器を使えば検討できるようになります。

最近の歯医者は、手間や時間がかかるということで、この型取りと咬合器はほとんど使っていません。その代わりに、咬合紙という赤い紙を、何度か患者さんに噛んでもらい、歯がかみ合う部分の確認をしただけで、歯医者の勘で削り始めてしまうのです。

しかし、かみ合わせはほんのゼロコンマ何ミリという差であっても、患者さんには違いが感じられます。そのため私は、かみ合わせの調整を行う場合には、型取りと咬合器は必須のプロセスであると考えています。

姿勢の悪さを矯正すると、かみ合わせが変化する

咬合器での検討も行った上で、かみ合わせの調整に入ります。

ただし、姿勢の悪さを矯正すると、当初のかみ合わせから、この時点でのかみ合わせが変化しています。

例えば、姿勢の悪さがあり、左奥歯でグッとかみしめていた場合、姿勢の悪さが矯正されてかみしめの癖がなくなると、左奥歯はほとんど接触しないようになり、かみ合わなくなっています。

そのため、姿勢の悪さが解消され、かみしめの癖もなくなり、さらに上下のアゴの骨が安定した正しい状態になったら、もう一度、「正常に噛むことができるようにするにはどうすればいいか」を、患者さんに説明します。

そして患者さんが私の説明を理解し、十分に納得していただいて、やっとかみ合わせの治療に入ることになります。

削るのではなく、高さが足りない歯にプラスする

かみ合わせの治療で、私と他の歯医者との違いを強調するとすれば、一つは「かみ合わせの治療であっても、なるべく削らずに問題を解決する」ということです。もう一つは、「虫歯などの一般的な歯科治療を行う場合でも、かみしめによる悪影響を避けることができる」という二つです。

通常の歯医者では、例えば左右どちらかの奥歯がかみ合っていない場合で、かみ合わせの調整をしようとすると、往々にして、かみ合っているほうの奥歯を削って、高さを合わせようとします。

しかし私は、歯を削るのはなるべく避けるべきであることを信条としているので、むしろ高さが足りないほうの奥の歯に、プラスチック片（レジン）を接着して、高さを伸ばすことを第一に考えます。

しかもかみ合わせの癖がなくなっていれば、通常は上下の歯が接触しないので、プラスチック片を足しても、数ミリの隙間ができています。そのため、その状態を何年も維持できる人がほとんどです。

もし再度、かみ合わせの高さを調整したい場合は、プラスチック片を付け替えればいいので、歯を削る必要はありません。

この状態で患者さんも満足できれば、それで治療も終了です。その後も、プラスチック片が取れた場合だけ、プラスチック片を取り付けるだけですみます。

また、かみ合わせの根本治療を患者さんが望む場合は、プラスチック片ではなく高さを増す形のかぶせものをつけます。もし患者さんが、すでに虫歯の治療で歯を削って、詰めものをしている場合などでは、その詰めものを替えるだけなので、歯を削る量は最小限ですみます。

特定の歯を失った場合、ブリッジや部分入れ歯、インプラントなどの治療法があります。このような治療を行う場合でも、もしかみしめが解消されていなかったら、両側の健康な歯にかなりの負担かかるので、やがてその健康な歯が、虫歯になったり、歯周病になるリスクも高いといえます。

しかし、かみしめが解消されているなら、両側の健康な歯への負担がないので、ブリッジも長持ちして、健康な歯も守られます。

さらに、両側の歯がすでに虫歯治療である程度削られている場合は、ブリッジを入れることが非常に有効な治療法になってくるのです。

第3章のポイント

1. 姿勢の悪い人は、まず、その体のゆがみを治すことが優先
2. 立ち姿、歩き方で姿勢の悪さやかみしめが推測できる
3. 姿勢の悪さが寝姿に現れる
4. いまの不快症状から「自分はどうなりたいのか」を明確に訴えること
5. セカンドオピニオンを求めるときは、治療経過を時系列に紙に書き出しておく
6. 「かみしめ厳禁」と書いた紙を目立つ所に貼っておく
7. 「治る」ということは不快症状が「無」「気にならなくなる」ということ

第4章

「かみしめ」を治す1日3分セルフケア

誰でも、どこでも、
今すぐできる

1 口膨らまし

口周りの筋肉の緊張を解きほぐすのに効果大

私のクリニックでは、姿勢の悪さの矯正など、理学療法的な治療が終了し、歯科的な治療に入る前に、患者さんに「口膨らまし」を行ってもらっています。

口膨らましを繰り返し行うことで、かみしめる時に使われ、かつ緊張している咬筋を、解きほぐす効果があります。


やり方は、口を閉じて、両頬をプーッと膨らませ、しばらく持続させます。この時、できるだけたくさん口の中に空気を入れて、最大限に頬を膨らませることがポイントです。数秒間ほど膨らませたら、息を吐いて、元の状態に戻します。

次に、口を閉じたまま、上唇の内側に空気を入れて、膨らませます。

今度は、やはり口を閉じたまま、下唇の内側を膨らませます。

口膨らまし

①
両頬に思いっきり空気を入れ、最大限に膨らませるのがポイント

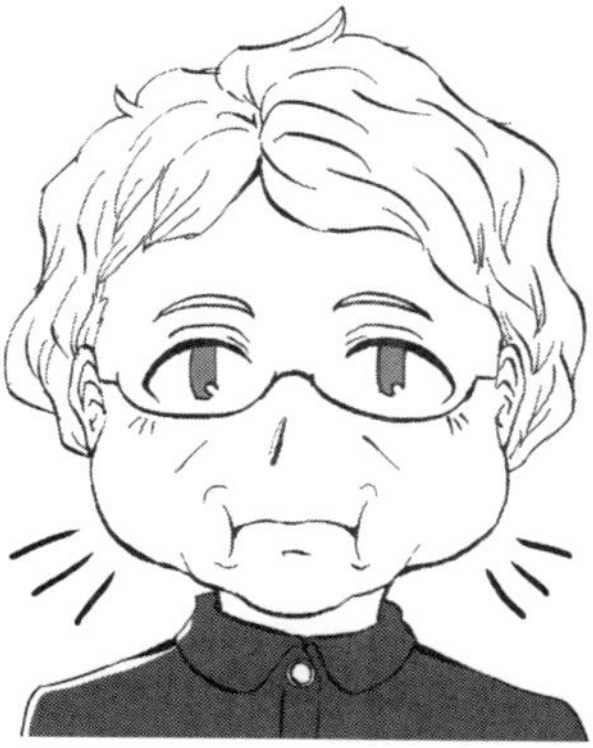

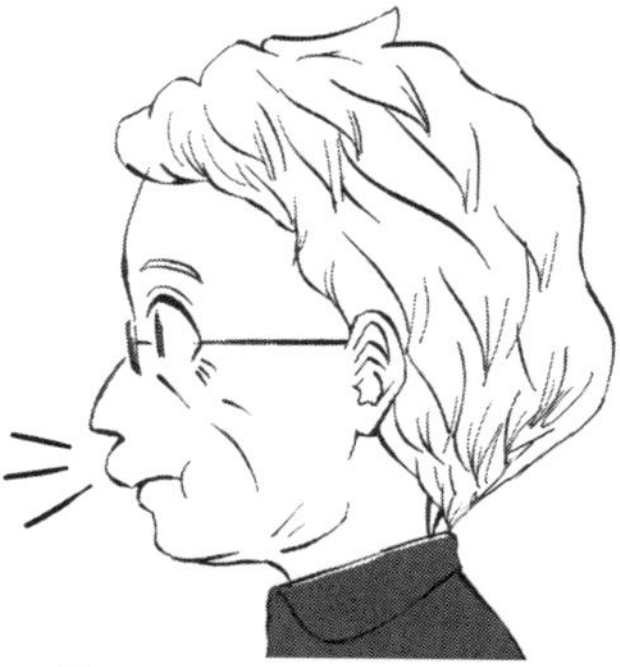

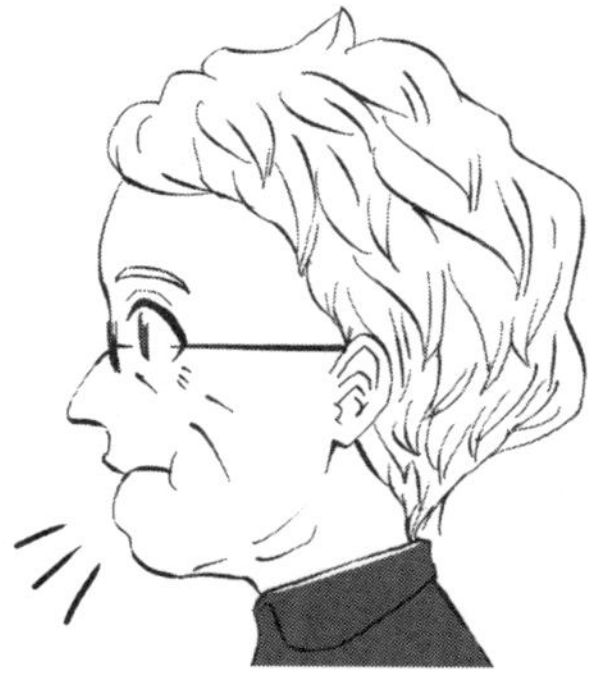

②
口を閉じたまま、上唇の内側に空気を入れて膨らませる

③
最後に下唇の内側（前側）を膨らませる

このように、膨らませる場所を変えて、口の周りの筋肉をリラックスさせます。

1日に何回やってもいいですし、気がついた時にやってもいいでしょう。


先日、ある男性患者さんが、手土産を持って、私のクリニックにやってきました。

この患者さんはかみしめの癖があって、以前、私のクリニックで治療を受けていたのですが、しばらくいらっしゃらないので、その後、どうなったのか心配していたところでした。

患者さんが言うには、実は1年ほど前に転勤で勤め先が静岡になり、私のクリニックに通院できなくなりました。それでも私から言われたこの口膨らましをずっと続けていたら、その後は歯医者に行かなくてもよくなったのだそうです。

この報告とお礼のために、出張で東京に出てきた時に、わざわざ私のところまで来てくださったようです。

この患者さんのように、口膨らましを続けているだけで、とりあえず症状の悪化はなく、歯医者に行かなくてもいい状態が続いているケースもあります。

2 口の中の親指マッサージ

親指の代わりに歯ブラシでもOK

口の中の親指マッサージも、歯科治療に入る前に行います。ただし、この方法は、歯科医である私が手技として行います。また、患者さんにもご家庭で、自分でできるように指導もします。

行う目的も口膨らましと同様に、緊張している咬筋を解きほぐすためです。

やり方は、口を大きく開けて、親指の腹で頬の内側の筋肉を緩めるように、上下にグーッと押していきます。この時、左頬は右手の親指で、右頬は左手の親指を使うとマッサージしやすいでしょう。頬の内側全体をマッサージしたら、左右を切り替えながら、3～5回繰り返します。

ただし、頬の内側の粘膜は繊細で傷つきやすいので、強く押したり、こすったりすることは避けてください。あくまでも痛みのない程度に、頬の内側が伸びる感じで押すといいでしょう。さらに女性で爪を伸ばしている人は、医療用の手袋や指サックなどで、しっかり爪を覆ってからマッサージしてください。

また、親指が汚れていると口の中が不衛生になるので、マッサージをする場合は、しっかり手を洗ってからのほうがいいでしょう。

もし、指を入れるのに抵抗のある人は、歯ブラシの先を使ってマッサージしてもいいでしょう。ただし、歯ブラシの場合も、先がとがっていたり、強く押し付けると、粘膜を傷つけてしまう危険があるので、先の丸い歯ブラシを使用したり、力の入れ具合にも気をつけてください。

親指のマッサージは、歯磨きや洗面の時に、一緒にマッサージを行うといいと思います。内側のマッサージに慣れてきたら、あるいは時間的に余裕があれば、今度は内側と同時に頬の外側も残りの指で軽くつかみ、上下にゆすったり、グルグルと回すなどして、頬の筋肉ももみほぐすようにすると、頬の内外の筋肉全体の緊張をリリースする効果が大きくなります。

口の中の親指マッサージ

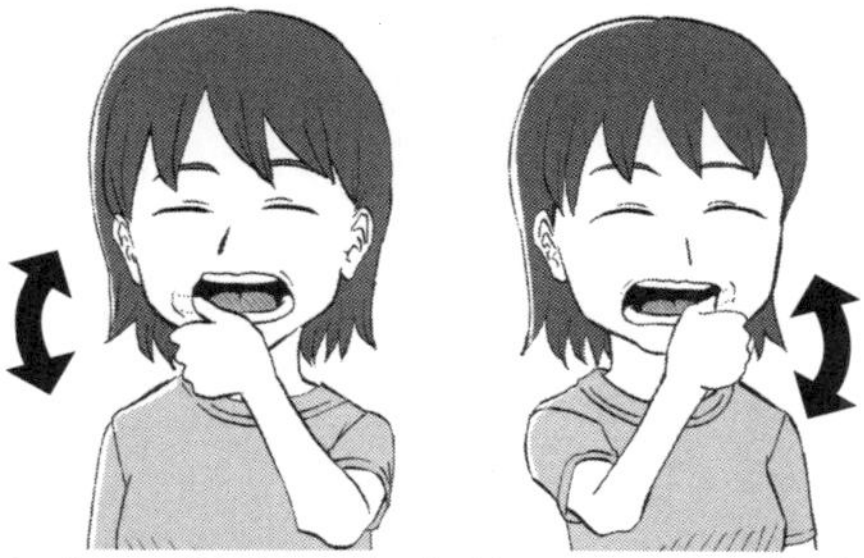

左右の親指の腹を使い、頬の筋肉を緩めることを意識しながら、痛みが出ない程度にぐ～っと押していく

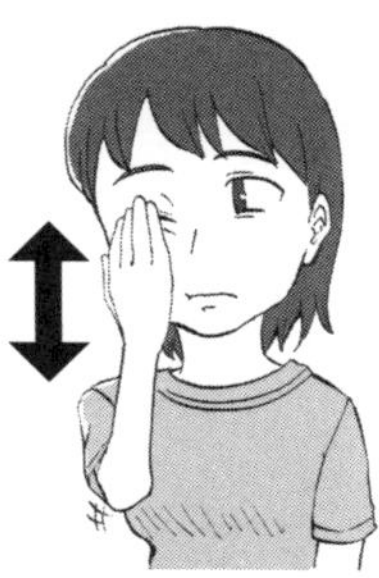

そのまま頬肉をつかんで、上下にゆすったりしてもほどよいマッサージになる

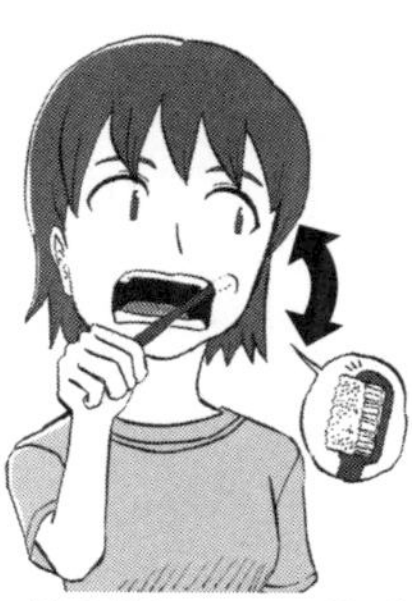

爪を伸ばしている人などは、歯ブラシの丸いヘッドを使って行うのもいい

3 舌グルグルストレッチ

アゴの下の皮膚のたるみの予防にも効果あり

舌グルグルストレッチも、やはり口の周りの筋肉の緊張をリリースすることを目的としたものです。

やり方は、口を閉じたまま、舌で歯の外側をぐるりとなめるように、歯の表面をさわっていきます。右に3回ほどまわしたら、次は左に3回ほど回すなど、左右、同じ回数だけバランスよく回していくことがポイントです。

最初は3回ぐらいでも、かなり舌が疲れますが、慣れてくると10回ぐらいは、容易に回せるようになります。ただし、多く回せばいいというわけではなく、毎日、少しずつ続けることが大切です。最初は無理せずに、長続きできそうな回数から始めていきましょう。

この舌のストレッチは、口の周りの筋肉をほぐすと同時に、唾液腺を刺激するので、唾

舌グルグルストレッチ

（基本）舌で歯の外側をぐるりとなめるように
右に３回、左に３回ほど回す

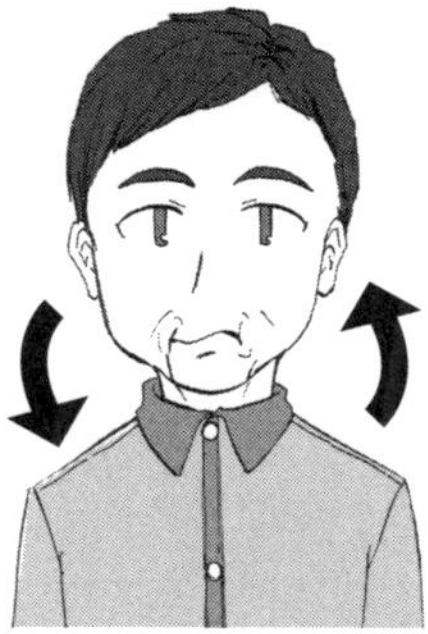

口を閉じたまま、舌を回転させる

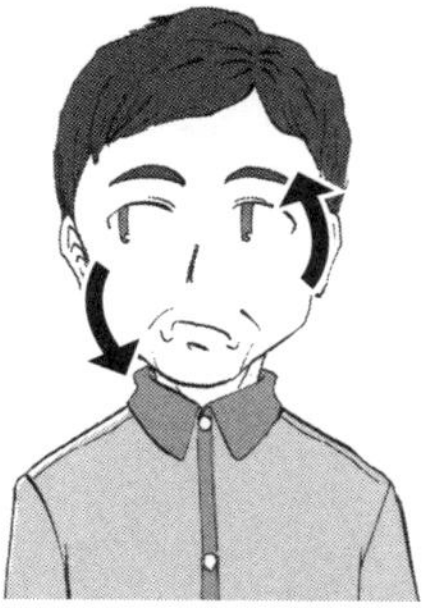

舌と合わせて目も回転させると
眼精疲労、ドライアイの予防に
なる

液の分泌も促します。特に中年期以降、女性はホルモンの関係で、ドライマウスという口の中が渇いた状態になりやすいので、この舌のストレッチを行うと、後で紹介する唾液腺マッサージと同様に、ドライマウスの予防にも役立ちます。

さらに女性にとってうれしいのは、やはり中年期以降、アゴの下の皮膚がたるみがちになりますが、舌ストレッチはその皮膚をひっぱり上げてくれる効果もあります。また、口の周りにできる放射線状のシワや、ほうれい線を予防する効果も期待できそうです。

このように、舌のストレッチは、かみしめによる口周りの筋肉の緊張をリリースするとともに、年齢によって筋力が低下してくるアゴの下のあたりの筋力や、舌の筋力をアップする効果もあり、かみしめの癖のない人でも、日常のケアの一つとしてお勧めです。

舌のストレッチに慣れてきたら、舌の回転に合わせて、眼球も同じ方向に回すようにすると、目の周りの筋肉のストレッチにもなり、眼精疲労やドライアイの予防にも役立ちます。

4 「あいうべ」体操

唾液が分泌されるのを促す効果も

「あー」、「いー」、「うー」、「べー」と声を出すことから、「あいうべ」体操と言われています。

口の周りの筋肉を鍛える顔の体操です。

この体操の考案者は、福岡市の「みらいクリニック」の内科医、今井一彰院長です。もともとは内科医として多くのリウマチの患者さんを診てきた今井先生は、リウマチ患者さんの口臭が強く、それは口呼吸が原因であると考えました。

そこで口呼吸を防いで、自然に鼻呼吸に移行し、さらに唾液腺から唾液の分泌を促すことで、全身の免疫力を高める方法として、この体操を考案したのだそうです。

口呼吸になる人は、口の周りや舌の筋力が低下していることが多く、そのためこの体操をすることで、口周りや舌の筋力を強化できます。

かみしめの癖のある人にとっても、口周りの筋肉の緊張をほぐすと同時に、低下しがちな顔の筋肉を鍛えることで、顔全体の力のバランスがよくなります。その結果、顔の一部の偏った筋肉だけが緊張して起こるかみしめの解消にも、効果が期待できるというわけです。


やり方は、最初にお話ししたように、口を大きく開けて、「あ、い、う、べ」と一語一語、はっきり声に出すだけです。「べー」では口から舌を、思いっきり出すのがポイントです。この4つの動作を、4秒ぐらい時間をかけて、ゆっくりと行い、1日30セット、約3分間が目標です。

1日30セットともなると、慣れないうちはかなり疲れるし、気が遠くなりそうなので、最初は5〜6セットぐらいから始めるといいでしょう。少しずつ回数を増やしていきましょう。

ただし、アゴの関節に痛みがある場合は、「あー」などのように口を大きく開ける動作は避け、「いー」と「うー」だけにしましょう。

あいうえべ体操

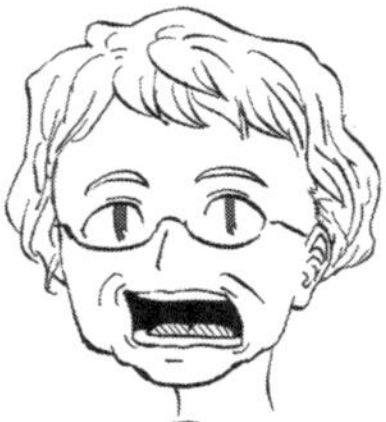

①「あー」と大きく口を開く

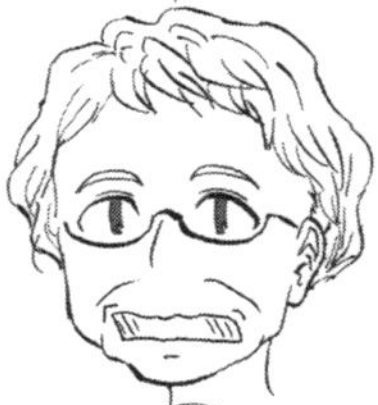

②「いー」と口を大きく横に開く

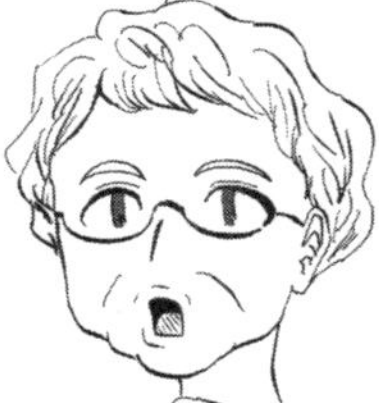

③「うー」と口を前に強く突き出す

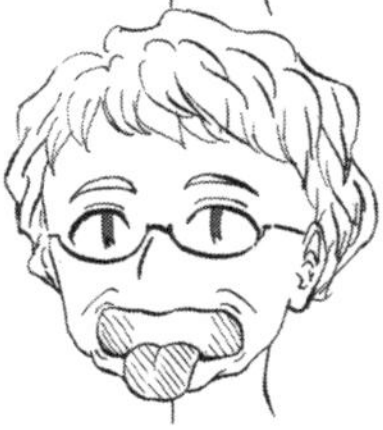

④「べー」と舌を突き出して思いっきり出すのがポイント

①～④を１セットにして、１日３０セットを目安に行う

（出典：『免疫を高めて病気を治す口の体操「あいうえべ」』 今井一彰・著／マキノ出版）

5 唾液腺マッサージ

唾液は口の中の細菌やウイルスの繁殖を防ぐ

かみしめていると、唾液の分泌が低下し、口の中が乾きがちになります。

唾液には、細菌やウイルスが口の中で増えるのを抑えたり、口の粘膜を守る、食べたものの消化を助ける、歯の表面を修復するなどの働きをする9種類の成分が含まれています。従って、唾液の分泌が低下し、唾液の量が少なくなると、口の中がパサパサして、食べ物が飲み込みにくくなったり、舌がもつれて話しづらい、虫歯や歯周病になりやすくなる、などの症状が出てきます。

また、唾液分泌の低下の原因には、かみしめだけでなく、加齢やホルモンの低下、唾液腺周りの筋力の低下、ストレスによる自律神経のバランスの崩れ、薬の副作用、唾液が低下する病気、などがあります。

唾液を分泌する唾液腺は、口の周りに3カ所あります。耳たぶの下あたりにある「耳下

唾液の分泌をよくする唾液腺マッサージ

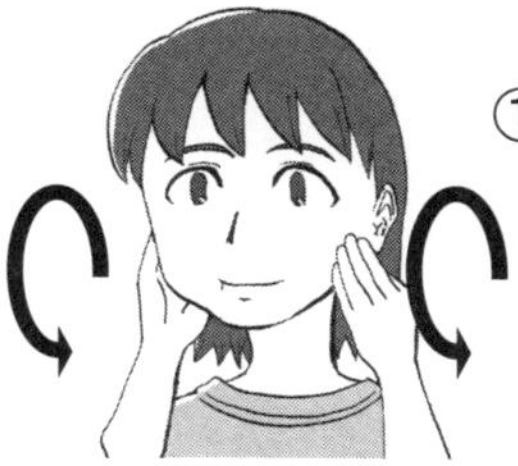

①耳下腺
指全体で耳の前、上の奥歯あたりを後ろから前に円を描く

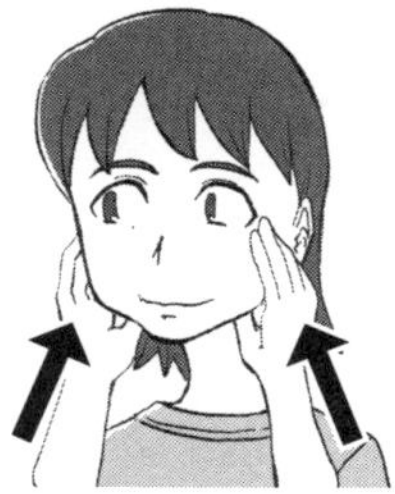

②顎下腺
親指をアゴの骨の内側の柔らかい部分に当て、耳の下からアゴの下までを順番に押す

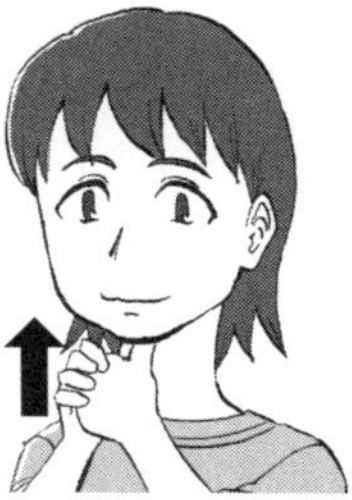

③舌下腺
両手の親指の腹を使い、アゴの下から軽く押す

腺」、アゴの骨の内側にある「顎下腺」、下アゴの舌の付け根にある「舌下腺」です。

また、耳下腺は上アゴからサラサラした唾液が、顎下腺と舌下腺は下アゴから少し粘り気のある唾液を分泌しています。

この唾液腺のあるあたりは、ちょうどかみしめで筋肉が緊張している部分でもあるので、この3カ所の唾液腺を、顔の外側からマッサージすると、唾液の分泌を促すだけでなく、顔の筋肉の緊張を和らげたり、凝りをほぐすことができ、その結果、かみしめの解消にもつながります。


唾液腺マッサージのやり方は、耳下腺には両手の指全体で、上の奥歯の周囲を後ろから前に向けて、円を描くようにもみほぐします。

顎下腺には、親指をアゴの骨の内側の柔らかい部分に当てて、耳の下からアゴの下までを順番に、優しく押していきます。

舌下腺には、両手の親指の腹を使い、アゴの下を軽く押すようにマッサージします。

1カ所につき5~10回を、食事の前に行うとより効果的です。

6 首、肩のストレッチ

緊張型頭痛の症状を緩和するのにも有効

かみしめの癖のある人の多くは、肩こりや首こり、あるいは慢性的な頭痛に悩まされているのではないでしょうか。

このような症状の緩和には、首や肩のストレッチを行うといいでしょう。

首や肩のストレッチを行うことで、緊張している首や頭部の筋肉を柔らかくし、血行もよくなるので、慢性的な頭痛（緊張型頭痛）の症状緩和や予防にも役立ちます。

首のストレッチのやり方は、首を左右と前方にゆっくり傾け、20秒ほど傾けた姿勢を維持したら、また元のまっすぐな位置に戻します。あるいは、右から前、そして左へと半円を描くように首を回すのもいいでしょう。

ただし、後方へ首を傾けるのは、頸椎に損傷があるなど、首の悪い人には危険なので、後方へは傾けないようにしてください。

また痛みがある場合は、それ以上行わず、その時点で終わりにしてください。

肩のストレッチのやり方は、肩甲骨を大きく回すように、腕を10回ほど回し、次に反対回りで10回ほど回すだけです。

ゆったり呼吸しながら行うと、体も温まってきます。

このストレッチも、痛みを感じたらその時点でストップしてください。そして、勢い良く腕を回したり、反動をつけて回すようなことは避けましょう。

首のストレッチ法

左右および前に首を軽く傾け、20秒程度そのままの姿勢を維持したら、元のまっすぐな位置に戻す。ゴキゴキと音をさせないこと

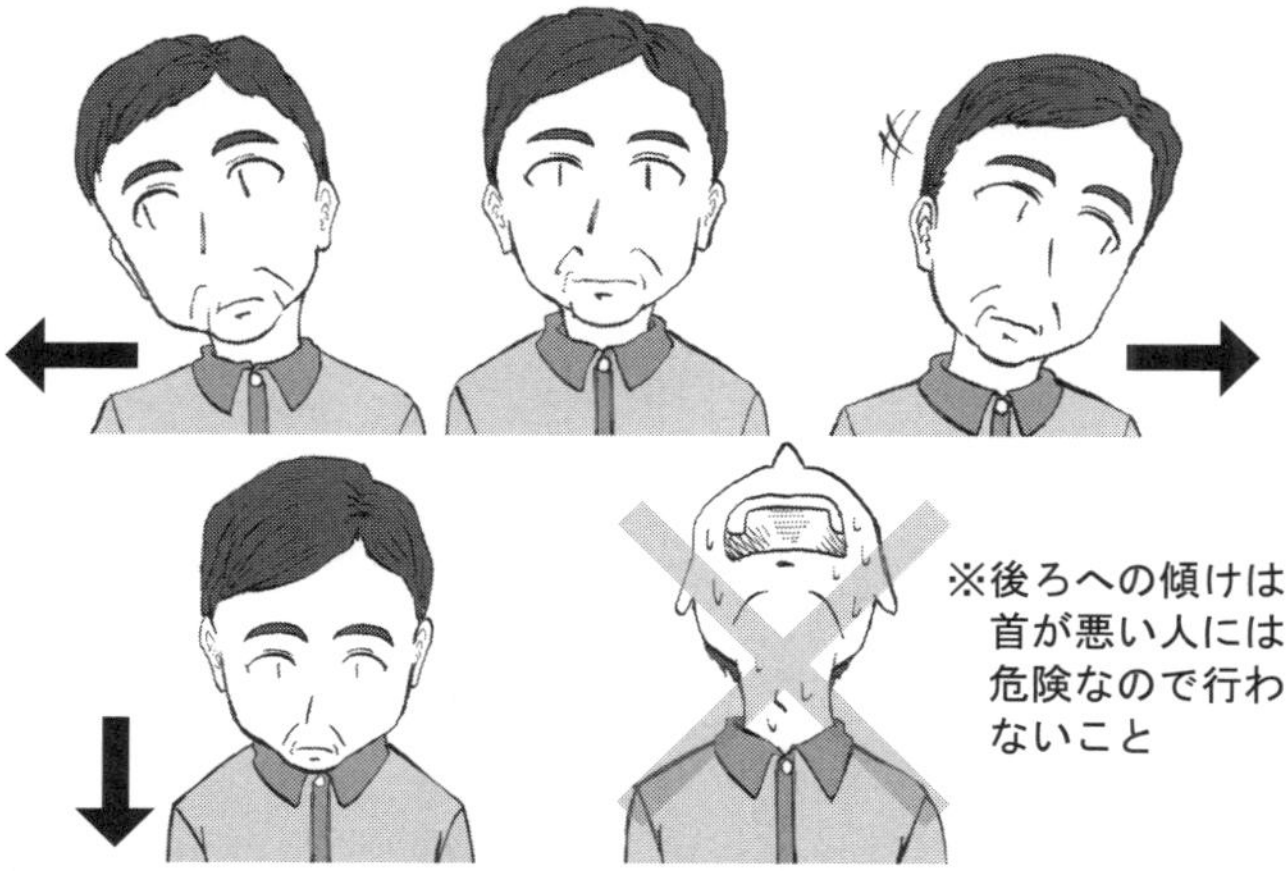

※後ろへの傾けは首が悪い人には危険なので行わないこと

肩のストレッチ法

肩甲骨を大きく10回程度回し、反対方向にも同数回す。ゆったりとした呼吸とともに行えば、体が温まってくるのが実感できるだろう

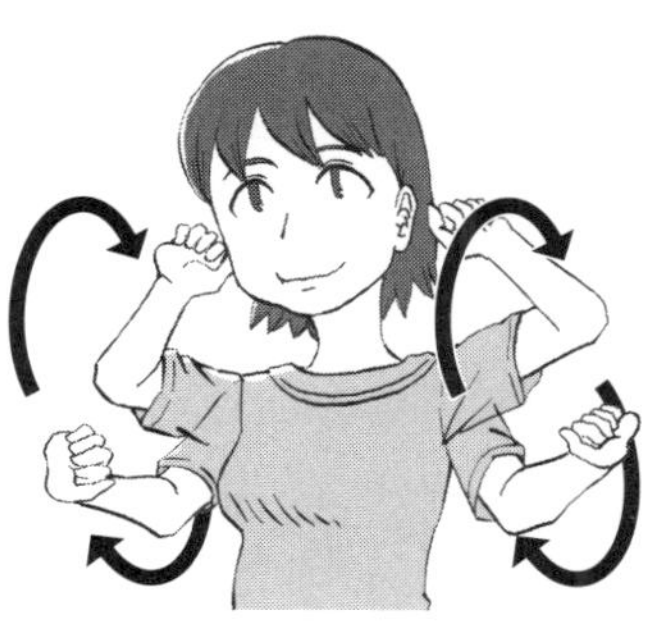

反動はつけないで行い、もしも痛む場合には、医師の指示を仰ぐこと

7 理学療法士お勧めの簡単エクササイズ

「ながら」運動で行うのがポイント

歯科も他職種との連携が必要であり、私も姿勢の悪さの矯正については、理学療法士と連携しています。

ここでは、そうした連携先の一人でもある、理学療法士の丹波真一先生に教えていただいた、自分で簡単にできる姿勢の悪さを解消するためのエクササイズを、2つ紹介します。

丹波先生は、「かみしめの背景にある体のゆがみは、腹圧の低下に深い関係がある」と言います。それは腹圧が下がると、体幹が不安定となり、姿勢の悪さや傾きが起きやすく、その結果としてかみしめが起こってくるのだそうです。

そこで、体を柔らかく動かすときの刺激や、心地よい感覚による刺激を与えるようなエクササイズを行えば、かみしめを緩和し、修正できるということです。

ただし、これから紹介するエクササイズは、一生懸命に行う必要はなく、テレビなどを見ながら気軽に取り組む「ながら」運動で行うことがポイントです。そして、疲れを感じたら、そこで終わりにしてください。

●うつぶせユラユラ金魚体操

うつぶせになって、金魚が水中で泳ぐように、骨盤を左右に小さく、リズミカルにゆするだけです。

このリズミカルな刺激が、脳幹に心地よい刺激を与え、腹圧を上昇させます。

最低3～5分ぐらいは、続けることが望ましいそうです。

寝る前に布団にうつぶせになって行ったり、テレビを見ながら行えば、5分間もアッという間でしょう。

ただし、痛みがある場合は、その時点でストップしてください。

●足裏合わせ運動

坐禅、またはあぐらをかくような姿勢で、股関節を開いて床に座り、左右の足裏同士を合わせます。そして、両手で合わせた足裏同士を抱えるように持ち、お尻を左右にユラユラと揺らします。

坐骨が床に押し付けられるような刺激を感じながら、体幹も一緒にユラユラさせるといいでしょう。

このエクササイズも5分以上続けることが、望ましいとのことです。

やはりテレビを見ながら行うと、気楽にできます。

この場合も、痛みを感じるようであれば、その時点でストップしてください。

うつぶせユラユラ金魚体操

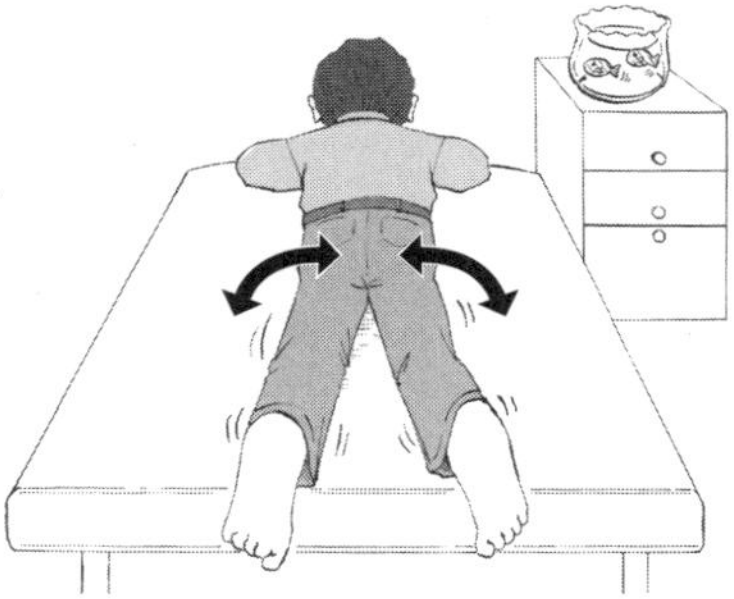

うつぶせになって、骨盤を左右に小さく、リズミカルにゆする

足裏合わせ運動

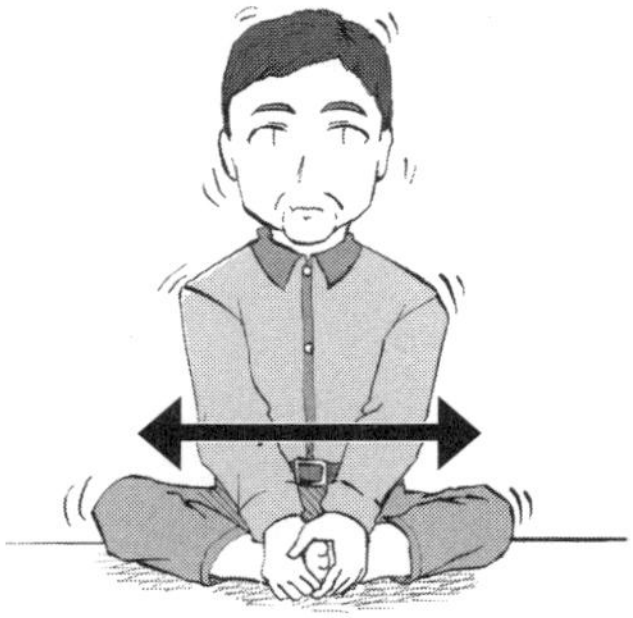

足の裏をしっかり合わせて、お尻を左右にユラユラゆする

8 自分でできる気診的養生法

漢方的な施術によってかみしめを治す

私のクリニックがある銀座に、かみしめに早くから注目し、漢方と自然療法で「アゴを緩める」ことを治療目的とした「天クリニック」があります。

そこでは気診、漢方、養生を基本セットに、鍼灸、アロマテラピー、カイロプラクティック、温熱療法などの施術を行い、体全体からアゴを緩めていくのだそうです。そして、体が緩んでくると、かみしめない体になると言います。

また、同クリニックでは「気診的養生法」といって、漢方の「気」の状態に合った養生法を指導しています。

この方法は家でも簡単にでき、毎日続けることで、かみしめの解消にも効果があるので、天クリニックの小倉先生の了解を得て、次にその具体的な方法を紹介します。

まずは力を抜くことから

①肩を上げてストンと下ろす

体や顔の一部に力が入っていると、どうしてもかみしめてしまう傾向があります。しかも、力を入れていること自体、自覚できない人も多いので、まずは、一度、自分の肩を上げてからストンと下ろしてみるといいでしょう。この動作を何度か繰り返しやってみると、自然と力が抜けます。

②アゴを引く

体に力が入っている人は、アゴが上がっている人が多いようです。アゴが上がると、一緒に肩まで上がるので、首の後ろや肩まで凝ってきます。そこで、意識してアゴを引くようにすると、首の後ろが楽になり、呼吸も楽になります。

③口元を緩める

いつもより少し口元を緩め、ちょっと微笑んでみると、歯と歯が離れて、かみしめが解除されます。最初は口を少し開いてしまっても大丈夫です。まずは歯と歯を離すことが大切です。

気を巡らせる

①頭を上に持ち上げる

両手で両耳のあたりを持ち上げ、頭の皮を上に引っ張り上げるようにします。頭皮を持ち上げることで、体全体が持ち上がります。同時に深呼吸をすると、気の巡りにはさらに効果的です。頭皮を持ち上げる代わりに、髪の毛を持ち上げてもいいでしょう。

目がショボショボする人や、頭が重い感じがする人にもお勧めです。

②鼻の下を伸ばして唇を巻き込む

かみしめの癖のある人は、知らないうちに上下の歯と歯が当たってしまっています。それを改善するために、普段から唇を巻き込むようにするといいでしょう。その時に、鼻の下を伸ばすようにすると、顔全体が伸びて、アゴがリラックスした位置に落ち着きます。これで呼吸が楽になる人もいます。

顔の周りをマッサージする

①アゴ先マッサージ

アゴの先を両手でつまんでマッサージをします。片手でつまんでいっても大丈夫です。イタ気持ちいいくらいの強さで、もみほぐすようにするといいでしょう。

このマッサージにより、アゴの下にある顎下腺という唾液腺を刺激するので、唾液も出やすくなり、首や肩の周辺まで緩んできます。

②鎖骨下マッサージ

鎖骨の3センチぐらい下の部分を、3本の指で押していきます。最初はかなり痛みがあります。もし痛くない場合は、ツボが外れているかもしれません。

鎖骨の下には外側から肺、胃、腎のツボがあります。体の真ん中あたりから肩先にかけて、斜め上に向かって押していきましょう。

③そけい部マッサージ

そけい部とは、足の付け根のことです。座っていることが多いと、足の付け根や、股関節のあたりに気が滞っています。そのため、そけい部をマッサージすることで、足の方が温かくなってきます。

④足首ストレッチ

足先が冷えていると、体が緊張するので、足首を動かして温めることが大切です。特につま先を伸ばすストレッチがお勧めです。

気をめぐらせる、顔の周りをマッサージする法

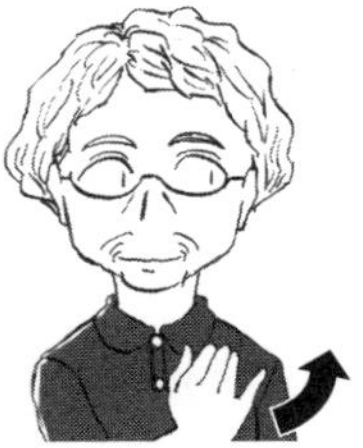

●鎖骨下マッサージ

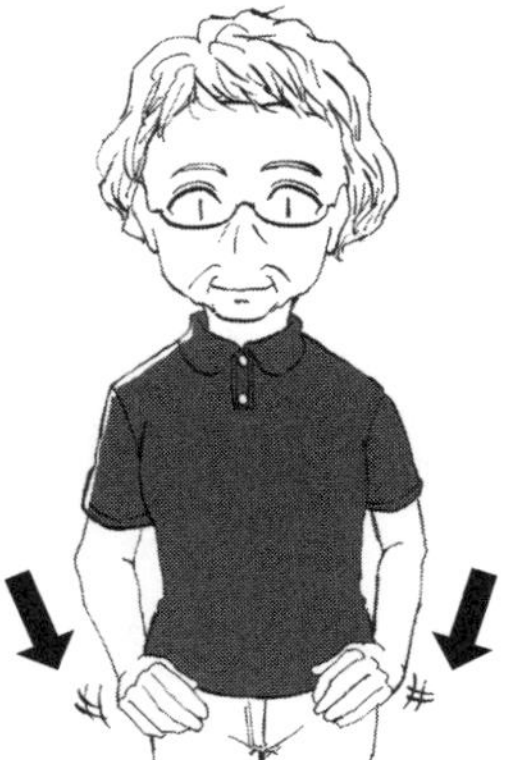

●そけい部マッサージ

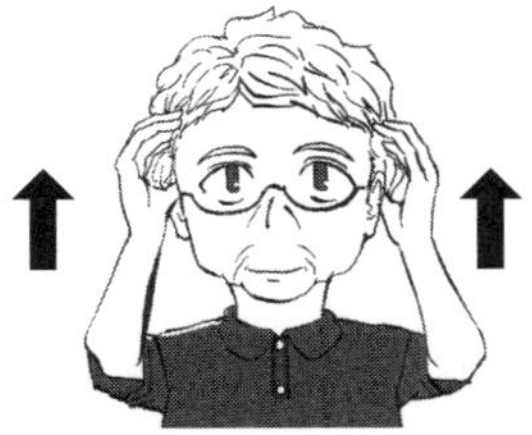

●頭の上に持ち上げる

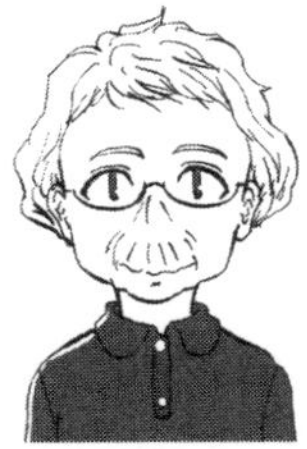

●唇を巻き込む練習

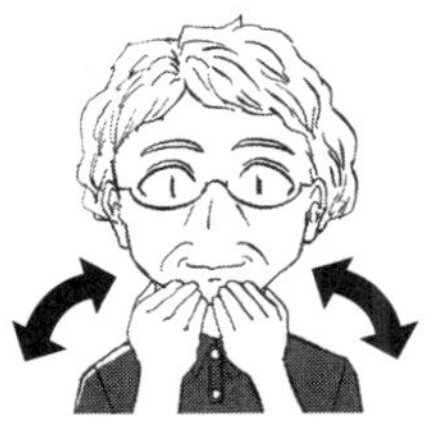

●アゴの先を両手でつまんでマッサージ

マッサージ監修：銀座天クリニック　小倉先生

温める

①胸を温める

体が冷えていると、体の緊張は取れません。そればかりか免疫力も低下し、風邪などをひきやすくなります。そのため、体が冷えている人は、積極的に温めることが大切です。

ただし体を温める時は、水分もしっかりとるようにしましょう。

体を温めるためには、まずは胸を温めましょう。

胸の真ん中に、だん中というツボがあります。お湯やお茶の入ったマグカップを、このツボに当てると、気持ち良く体に熱が浸透していきます。

毎日、少しずつ胸を温めるようにしていくと、気の巡りがよくなってきます。

②適度な運動をする

心身共に疲れている時は、湯たんぽなどを抱いて、余分なエネルギーを使わずに、ただ休むことをお勧めします。

そしてある程度エネルギーがたまってきたら、適度な運動を始めましょう。歩くだけでも、家の中でスクワットをするだけでもいいでしょう。

気功、太極拳、少林寺気功などもお勧めです。

呼吸を整える

①深呼吸をする

体が緊張している人は、呼吸がとても浅くなっています。そこでまずは深呼吸をしてみましょう。肺が大きく膨らむ感じがわかると思います。

深呼吸を繰り返していくことで、意識しなくても普段の呼吸が深くなります。

②腹式呼吸をする

腹式呼吸は、息を吸う時にお腹が膨らみ、吐く時にお腹がへこむ呼吸法です。

背筋を伸ばして、鼻からゆっくり息を吸い込みます。この時に、丹田《たんでん》というおへその下の部分に、空気をためていくイメージでお腹を膨らませます。

次に、口からゆっくり息を吐き出します。お腹をへこませながら、吸う時の倍ぐらいの時間をかけて、吐き出すのがポイントです。

③逆腹式呼吸をする

腹式呼吸とは逆の呼吸法で、息を吸う時にお腹がへこみ、吐く時にお腹が膨らみます。横隔膜を上下させるので、胃腸の働きが活発になり、消化吸収や排泄が良くなると言われています。

④丹田呼吸をする

丹田はおへその「下3寸」と言われる部分で、骨盤の中心です。

この丹田を意識した呼吸法で、息を吸い込み、下腹部に力をこめてから、ゆっくり息を吐き出します。

9 自分に合った枕を選ぶ

睡眠中に体のゆがみを正すには低めの枕がいい

歯ぎしりが寝ている間に起こるのに対し、かみしめは日中も寝ている間にも起こることがやっかいです。しかも、日中なら認知療法などで、かみしめないように意識することもできますが、寝ている間は無意識にかみしめてしまいます。

睡眠中のかみしめを解消するには、心理的なストレスを軽減することと、姿勢の悪さを矯正することです。

そこで、寝ている間にも姿勢の悪さを解消するためには、寝ている間の頭や首の位置が重要で、そのためには枕の高さがポイントです。

子どもの時は、枕がなくても眠れたのですが、大人になるにしたがい、枕がないと眠れなくなってきていませんか。それは猫背になっていると、仰向けになった時に頭の位置が前傾するので、枕で支えてあげたほうが楽に感じるからです。そのため、姿勢の悪い猫背の人の枕は、多くの場合、枕が高すぎるのです。

また逆に、高すぎる枕で日ごろから寝ていると、首と頭の位置を前傾させた状態で固定させてしまうので、これが姿勢の悪さを引き起こし、それによってかみしめるようになると考えられます。

そこで、睡眠中にも姿勢の悪さを解消させるためには、なるべく低い枕を使うといいでしょう。急に枕を低くしてしまうと、寝付けないと思うので、最初は厚手のタオルを何枚か重ねてある程度の高さにし、少しずつ重ねる枚数を少なくして低くしていきながら、低い枕の高さに体を慣らしていってみてください。

また、最近は姿勢の悪さの解消が期待できる枕も市販されています。私のクリニックでは患者さんに、ブレジールの「アーチピロー　ＤＵＡＬ」®を推奨しています。

この枕は、大きなＵ字型になっていて、上半身全体を囲むような構造になっています。そのため、寝返りを打った時にも頭の位置が傾きません。さらに、両端の部分が抱き枕の形

体のゆがみを改善する枕

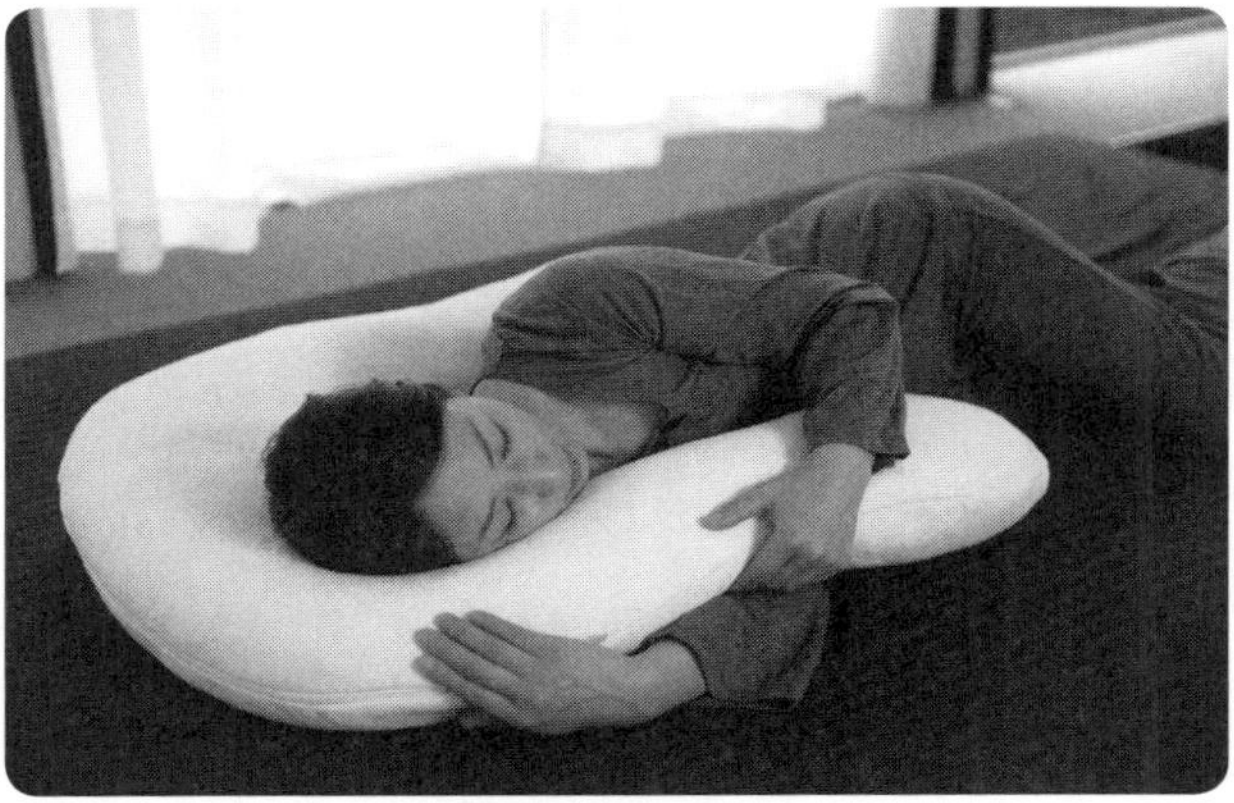

横向きに眠るときには、抱き枕部分が腕の重みを保持し、肩が内側に落ちるのを防ぐことができる

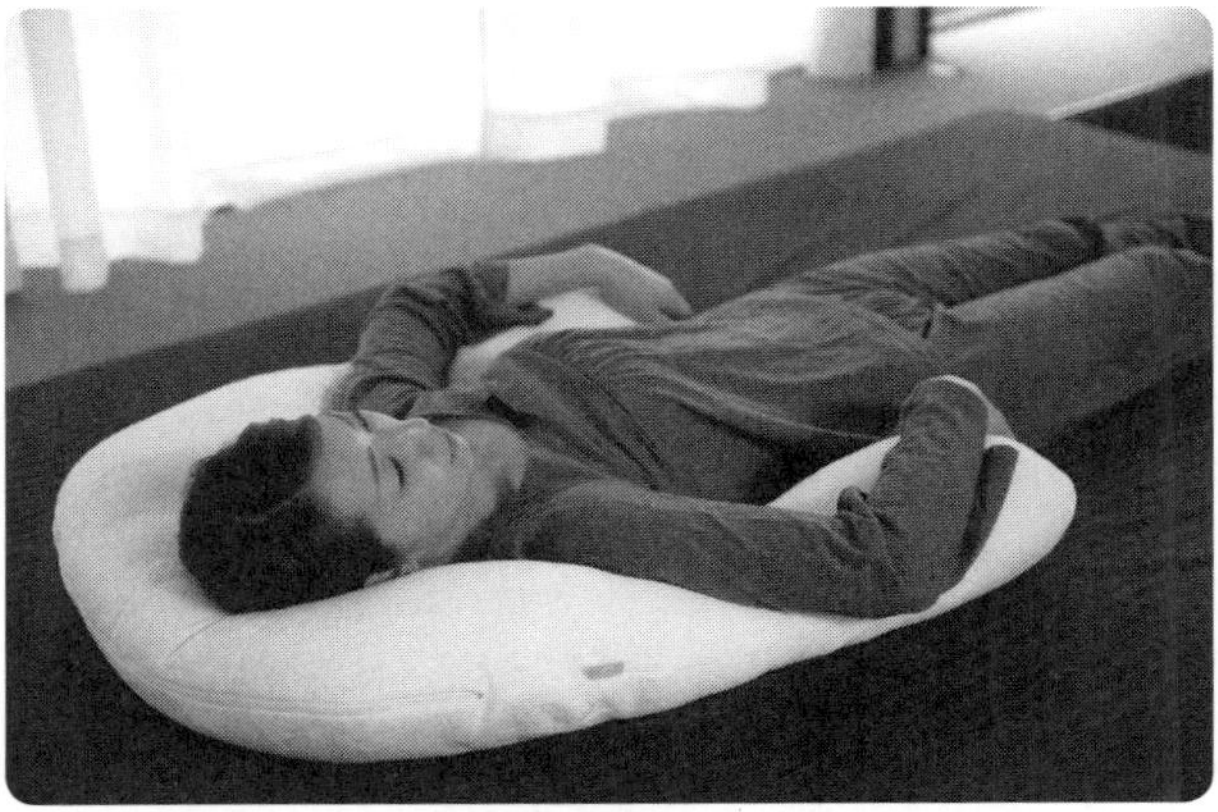

仰向けに眠るときには、自然に胸を張ったような状態になるため、ゆがみの矯正効果が期待できる

写真提供：眠り製作所

になっているので、横向きの姿勢でも上の肩が内側に落ち込みません。特に猫背の人には、ゆがみを矯正する効果が期待できるのでお勧めです。

しかし、姿勢の悪さが解消されてきたら、このような枕よりも、バスタオルを2、3枚重ねた程度の高さか、ご自分の首に合った低めの枕にするなど、よりよい睡眠姿勢にしていってください。

私の場合は、現在はバスタオルを数枚重ねたものを枕として使っています。さらに、毎晩、心地よい高さを自分で調整しながら、眠るようにしています。

第４章のポイント

1. 「口膨らまし体操」は最大限に頬を膨らませるのがポイント
2. 「口の中の親指マッサージ」は強く押す、こするのは厳禁
3. 「舌グルグルストレッチ」はほうれい線の予防効果あり
4. 「あいうべ体操」は顔の筋肉を鍛え、顔全体のバランスをよくする
5. 「首、肩のストレッチ」は首の悪い人は後方には傾けないこと
6. 「簡単エクササイズ」は気楽に、「ながら」運動の気分で！

おわりに

私はこんな歯科医を目指したい！

一、医者に良心があれば従来の医学だけが唯一の治療法でなく、まだ今の医学に欠陥があると考えるべきである

一、病名は医者のつけた符合であり、病名が分からねば病気が治せないと言うのはおかしい。病名が分からなくても治せるのが、本当の医学であると考えているが如何なものでしょうか

一、患者の訴えを真剣にきかず、検査と注射薬物を与えるのに熱心な医者は営業医である

一、患者さんの知りたいことを教えてあげる医者は感謝される医者である

一、科学や医学は進むことは良いが、哲学や宗教心がなければ狂気となる可能性がある

一、医者は宗教家であってほしい

一、病気を見て病人を見ずは本当にこまる

一、病気は治ったが、病人は死んだと言う言葉がある

一、医者が病気を治すのではない。治り易い方向に向けてやることであり、患者さんの精神力と体力が治すのであろう

［中谷義雄博士（良導絡創始者）の絶筆の辞］

著者紹介

井出 徹（いで・とおる）

歯科医師、井出デンタルクリニック院長。1955年、長野県佐久市生まれ。1980年、神奈川歯科大学卒業。

「歯医者なのに、とにかく削らない銀座の歯医者さん」として、普通の歯科医では解消できない歯痛に悩む「歯科難民」の間で、クチコミ的に有名になる。

虫歯や歯周病でない歯のトラブルには、姿勢の悪さからくる体のゆがみとストレスからくる「かみしめ」によるTMD（側頭下顎部障害）という症状が潜んでいる場合が多いという視点から、既存の歯科の常識にとらわれることなく、エクササイズやストレッチなどの理学療法を加味した連携治療を行い、多くの患者さんの積年の悩みを解消し続けている。

「2012年版　日本の歯科100選」に選出されている。

著書に『その歯の痛み、8割は削らなくても治ります！』（すばる舎）がある。

井出デンタルクリニック

〒104-0061　東京都中央区銀座2-7-6　新銀二ビル2階
TEL　03（3538）5115
http:/www.ide-dental.info/index.html

歯医者が書いた歯医者に行かなくてすむ本

発行日　2015年6月22日　第1刷発行

著者　井出 徹

企画・編集　山口 信（内外出版社）
編集協力　駿企画
デザイン　松田 満（RAWSUPPLY DesignSociety）

発行者　清田名人
発行所　株式会社 内外出版社
〒110-8578　東京都台東区台東4-19-9
電話 03-3833-2565
FAX 03-3833-3280
http://www.naigai-p.co.jp/corporate/

印刷・製本　大日本印刷株式会社

Printed in Japan
ISBN978-4-86257-220-2